Safa Adnan Al-Ani
Ammar A. Al-Saadi

Falhas nas facetas laminadas de porcelana com diferentes técnicas de colagem

Safa Adnan Al-Ani
Ammar A. Al-Saadi

Falhas nas facetas laminadas de porcelana com diferentes técnicas de colagem

ScienciaScripts

Cover image: www.ingimage.com

This book is a translation from the original published under ISBN 978-3-330-35300-8.

Publisher:
Sciencia Scripts
is a trademark of
Dodo Books Indian Ocean Ltd. and OmniScriptum S.R.L publishing group

120 High Road, East Finchley, London, N2 9ED, United Kingdom
Str. Armeneasca 28/1, office 1, Chisinau MD-2012, Republic of Moldova, Europe
Printed at: see last page
ISBN: 978-620-7-69575-1

Dedicação

Gostaria de dedicar esta tese a

...aos meus pais...

que me abraçaram com o seu amor e
as suas
orações e fizeram desaparecer os meus
medos

... As minhas irmãs e irmão ...

que me encorajaram e iluminaram os meus
dias sombrios

... O meu querido marido ...

que esteve ao meu lado e me ajudou em
todos os momentos difíceis com paciência,
amor e devoção

... Meus queridos amigos...

a alegria da minha vida, cujos risos
faziam com que cada ponto triste que eu
enfrentava se tornasse
uma lembrança feliz

Agradecimentos

Louvores e agradecimentos ao Todo-Poderoso "Alá", o mais gracioso, o mais misericordioso, que me abençoou com força e vontade para concluir esta investigação e me rodeou com os melhores académicos que me ajudaram e orientaram gentilmente.

Apreciação e gratidão ao Assist. ***Dr. Hikmet A. Sh. Al-Gharrawi,*** Diretor da Faculdade de Medicina Dentária da Universidade de Al-Mustansiriya, que sempre apoiou os estudantes, especialmente os pós-graduados.

Muito obrigado ao Prof. ***Dr. Haider Hasan Jasim,*** Presidente do departamento de conservação, pelo seu apoio e acompanhamento do progresso da investigação.

Estou muito grata ao ***Prof. Dr. Ammar Atta-Allah Ali,*** o meu orientador, pela sua bondade e orientação ao longo dos meus anos de estudo de mestrado e não posso esquecer o seu favor por me ter proporcionado todas as facilidades e ideias para realizar a minha investigação.

O meu agradecimento ao ***Prof. Dr. Jamal A. Mehdi***, que envidou todos os esforços para alimentar os nossos conhecimentos com actualizações, o nosso trabalho com arte e nós próprios para sermos melhores dentistas.

A minha gratidão para com o pessoal docente do departamento de conservadorismo, o Assist. ***Prof. Dr. BilandM. saleem,*** *Assist.* ***Dr. Iman M. Al-zaka,*** *Assist.* ***Dr. Ahmed S. Al-rawi,*** *Assist.* ***Dr. Mohammed Kasim,*** pelos seus esforços.

Agradeço à ***Dra. Abeer Abdul-khaliq***, a quem estou muito grato pelo seu inesquecível e generoso apoio e ajuda no estudo.

Muito obrigado ao meu colega de longa data, ***o Dr. Haider Talib***, que me apoiou tanto e foi tão criativo com os pensamentos e as ideias que aproveitei pessoalmente, e não posso esquecer ***o Dr. Wisam Emad, a Dra. Dania Nabeel*** *e a* ***Dra. Zahraa Abdul-Wahid***, que fizeram um grande esforço para me ajudar a realizar a investigação.

Por último, mas não menos importante, gostaria de agradecer aos meus colegas do mestrado e do liceu. Juntos, enfrentámos todos os momentos difíceis como uma família.

Resumo

A medicina dentária estética, como conceito, e o desenvolvimento de materiais adesivos, como elemento funcional, constituem o novo alvorecer da medicina dentária, especialmente com o desenvolvimento contínuo das técnicas adesivas. Este estudo tem como objetivo avaliar os padrões de falha das facetas laminadas de porcelana utilizadas para restaurar esteticamente o primeiro pré-molar superior, colando-as ao esmalte e à dentina com duas técnicas diferentes.

Quarenta e oito primeiros pré-molares superiores humanos extraídos foram utilizados para este estudo. Os dentes foram divididos aleatoriamente num grupo de controlo e em três grupos experimentais de doze dentes cada

O grupo (A) foi preparado em esmalte (0,5 mm) de profundidade de preparação. O grupo (B) foi preparado em dentina (1 mm) de profundidade de preparação e as suas facetas foram coladas pela técnica DDS. O grupo (C) foi preparado em dentina (1 mm) de profundidade de preparação e as suas facetas foram coladas pela técnica IDS. Preparação standard para cada dente nos grupos experimentais com brocas de cerâmica especialmente concebidas para a preparação de facetas laminadas. Todos os grupos experimentais foram restaurados com o mesmo tipo de faceta, que eram blocos de cerâmica de dissilicato de lítio CAD/CAM (IPS e. max CAD, ivoclar vivadent) e foram fresados por tecnologia CAD/CAM (sistema de fresagem CEREC inLab 4.02, Sirona).

Em todos os grupos experimentais, foi utilizado o cimento para facetas Choice™2 (Bisco, EUA) para a cimentação das facetas. Após a cimentação, os dentes foram armazenados em água destilada a 37°C durante uma semana. Os espécimes foram carregados até à falha utilizando a máquina de testes universal Instron. Os espécimes dos grupos experimentais foram examinados por estereomicroscópio com uma ampliação de 20x para avaliar o modo de falha.

Os resultados foram analisados estatisticamente e mostraram que a maior média de carga de falha foi registada no grupo de controlo (548,1 N ± 93,2), no grupo (A) a média de carga de falha foi (393,4 N ± 84,2), no grupo (B) a média de carga de falha foi (237,8 N ± 91,6) e no grupo (C) a média de carga de falha foi (318 N ± 82,2).

O teste ANOVA de uma via foi efectuado e mostrou que existe uma diferença estatisticamente significativa entre os grupos.

Em seguida, o teste LSD mostrou que existe uma diferença estatisticamente significativa entre o grupo de controlo e os três grupos experimentais, e que existe uma diferença estatisticamente significativa entre o grupo (A) e o grupo (B), enquanto o grupo (C) mostrou que existe uma diferença estatisticamente significativa em relação aos grupos (A) e (B).

O modo de falha variou de apenas descolamento nos grupos (B e C) a descolamento e fratura no grupo A.

Em conclusão, este estudo concluiu que, apesar de o esmalte continuar a ser o substrato dentário mais favorável para restaurações adesivas indirectas, o desenvolvimento de técnicas de adesão como a IDS tornou a dentina num substrato dentário aceitável para restaurações adesivas indirectas quando é inevitável.

Índice

Lista de abreviaturas

Abbreviation	Meaning
ANOVA	Analysis of variance
BPE	Before Present Era
°C	Degree Celsius
CAD/CAM	Computer Aided Design/ Computer Aided Manufacturer
CEJ	Cemento-enamel junction
CTE	Coefficient of thermal expansion
DBA	Dentin bonding agent
DDS	Delayed Dentin Sealing
DEJ	Dento-enamel junction
g	gram
h	hours
HS	High significant
IDS	Immediate Dentin Sealing
LSD	Least significant difference
µm	micrometer
mm	millimeters
mm^2	Square millimeters
MPa	MegaPascals
N	Newton
n	Mean
PLV	Porcelain Laminate Veneer
S	Significant
SD	Standard deviation
Sec	Seconds
SEM	Scanning electron microscope
™	Trade mark

Introdução

A medicina dentária estética restauradora deve ser efectuada com a abordagem mais conservadora que um dentista possa oferecer. Atualmente, a introdução de tecnologias adesivas tornou altamente possível a preservação de grande parte da estrutura dentária, satisfazendo simultaneamente os requisitos de restauração e as necessidades estéticas do paciente. Com as restaurações indirectas, os clínicos devem escolher técnicas e materiais que permitam o tratamento mais conservador disponível; satisfazendo os requisitos estruturais, estéticos e biológicos do paciente; e que tenham as exigências mecânicas para proporcionar longevidade clínica **(McLaren e Whiteman, 2010)**.

Com base na sua longevidade, resistência, carácter conservador, estética e biocompatibilidade, as facetas laminadas são consideradas uma das modalidades de tratamento mais aplicáveis desde a sua introdução em 1983 **(McLaren e LeSage, 2011)**.

As facetas laminadas estéticas feitas de materiais cerâmicos proporcionam um excelente desempenho clínico e, à medida que as técnicas e os materiais se desenvolveram, as facetas tornaram-se um dos tipos de tratamento mais estéticos, mais previsíveis e mais conservadores. Por este motivo, tanto as técnicas como os materiais proporcionam ao médico e ao doente uma oportunidade de melhorar a autoimagem do doente de uma forma minimamente invasiva ou quase não invasiva **(Radz, 2011).**

A medicina dentária tem provas sólidas e inquestionáveis que afirmam a abordagem adesiva, que é considerada a forma mais previsível, menos invasiva e mais conservadora de restaurar os dentes à força, função, forma e estética normais quando são aplicados materiais da cor do dente, bem como de proteger uma grande quantidade de estrutura dentária, satisfazendo simultaneamente os requisitos de restauração e estética dos pacientes **(Strassler ,2007; McLaren eWhiteman,2010)**.

A força de ligação do esmalte é irrepreensível e é a ligação menos invasiva, mais forte, mais previsível e mais conservadora disponível. **Magne, 2005** afirmou que duplica a ligação natural entre o esmalte e a dentina ou DEJ. O mesmo não é verdade no que respeita à ligação à dentina. No entanto, mesmo a ligação à dentina é preferida em relação às restaurações não adesivas **(Van Meerbeek et al, 2003)**.

A principal vantagem da faceta laminada é a preparação conservadora do dente. No entanto, há situações em que a exposição da dentina é encontrada, especialmente quando os dentes estão alinhados ou são convexos, apesar de confinar a preparação à superfície do esmalte **(Yu-Sung, 2010)**.

Durante a preparação do dente para restaurações indirectas coladas, se tiver havido alguma área de dentina exposta, deve ter-se em conta que a colagem de resinas à dentina é muito mais difícil e menos previsível do que a colagem ao esmalte. A dentina não só tem uma estrutura histológica mais complexa do que o esmalte, como também varia mais consoante a localização. Em média, o esmalte é constituído por 92% de hidroxiapatite inorgânica em volume, enquanto a dentina é apenas 45% inorgânica. Os cristais de hidroxiapatite dentinária estão dispostos aleatoriamente numa matriz orgânica que consiste principalmente em colagénio, e não estão regularmente dispostos como no esmalte **(Aasen, 1999)**. Por conseguinte, foram efectuadas novas tentativas para melhorar a aplicação do agente de ligação à dentina **(Magne e Douglas, 1999)**.

Os conceitos para a adesão à dentina estão bem estabelecidos hoje em dia, com base no que Nakabayashi e colegas na década de 1980 propuseram **(Nakabayashi et al, 1982),** cujo princípio era criar uma camada de interdifusão ou interfase, também denominada camada híbrida **(Nakabayashi et al, 1991)** pela introdução de monómeros nos tecidos duros imediatamente após a preparação do dente. Esta técnica era notável porque, uma vez efectuada a polimerização da resina infiltrante, geraria uma ligação "estrutural" bastante semelhante à interfase da junção dentino-esmalte (DEJ) **(Lin e Douglas, 1994)**.

A técnica em que o agente de ligação é aplicado após a preparação do dente e imediatamente antes da moldagem é denominada ligação imediata da dentina ou selamento imediato da dentina (IDS) **(Magne, 2005)**. Além disso, para diferenciar a técnica adesiva dentinária padrão da IDS, esta é denominada selamento dentinário retardado (DDS) **(Magne, 2005).**

As restaurações podem agora ser corretamente colocadas devido à introdução da IDS, uma vez que a impressão é feita depois de o adesivo dentinário ter sido completamente polimerizado. Foi relatado que a resistência de união é melhorada pela preservação da camada híbrida dentina-resina **(Paul e Scharer, 1997a; Ozturk e Aykent, 2003)**.

De acordo com um estudo anterior, os folheados laminados feitos de IPS e. max CAD, eram os menos propensos a fraturar, mas eram os mais propensos a descolar completamente sob carga estática (**Abdul Khaliq e Al-Rawi, 2014)**.

Pouco se sabe na literatura sobre a resistência de união e os padrões de falha que ocorrem quando se colam cimentos resinosos à dentina e ao esmalte utilizando IDS ou DDS, que são amplamente utilizados para restaurações estéticas com colagem indireta, tais como facetas laminadas (**Yu-Sung, 2010)**.

Objectivos do estudo

Os objectivos deste estudo *in vitro* foram

1. Avaliar o efeito das técnicas de selamento dentinário imediato e tardio na falha de facetas laminadas de porcelana preparadas com cerâmica de dissilicato de lítio (blocos IPS e.max CAD).

2. Identificar o modo de falha dos grupos experimentais.

CAPÍTULO 1

Revisão da literatura

1.1 Medicina dentária estética

A estética facial dentária pode ser definida, tradicionalmente, em termos de macro e micro elementos. A macro-estética engloba as inter-relações entre a face, os lábios, a gengiva e os dentes e a perceção de que estas relações são agradáveis. A microestética envolve a estética de um dente individual e a perceção de que a cor e a forma são agradáveis. Os conceitos aceites de desenho do sorriso e os parâmetros do sorriso ajudam a conceber tratamentos estéticos. Estas medidas específicas de forma, cor e elementos dentários/estéticos ajudam a transferir informações sobre o desenho do sorriso entre o dentista, o ceramista e o paciente. No entanto, a estética em medicina dentária pode abranger uma área ampla conhecida como zona estética **(McLaren & Cao, 2009a; McLaren & Culp, 2013)**

A medicina dentária estética ou cosmética tornou-se uma das principais áreas de ênfase e crescimento da prática dentária durante vários anos. Cada vez mais, os pacientes procuram tratamento para a sua condição oral com a preocupação principal de um melhoramento estético **(McLaren & Cao, 2009a)**.

Nas interacções sociais, a nossa atenção recai principalmente sobre a boca e os olhos do rosto da pessoa que fala. Como a boca é o centro de comunicação no rosto, a aparência estética da região oral durante o sorriso é uma parte conspícua da atratividade facial **(Van der Geld *et al.*, 2008)**.

1.1.2 Perspetiva histórica da estética dentária

O tratamento dentário cosmético é reconhecido há mais de quatro milénios. Ao longo da história, a civilização reconheceu que as suas realizações no campo da medicina dentária restauradora e cosmética eram uma medida do seu nível de competência na ciência, arte, comércio e negócios. Há repetidas referências na história ao valor da substituição de dentes perdidos. No cemitério de El Gigle, situado nas imediações das grandes pirâmides egípcias, foram encontrados dois molares rodeados de fio de ouro. Aparentemente, tratava-se de um dispositivo protético **(Anderson, 1965)**.

Na lei talmúdica dos hebreus, a substituição de dentes é permitida para as mulheres. Os etruscos eram muito versados na utilização de dentes humanos ou dentes esculpidos a partir de dentes de animais para restaurar a dentição em falta **(Guerini, 1969)**.

Outras evidências históricas de que as culturas antigas se preocupavam com a alteração cosmética dos dentes incluem a referência ao costume japonês de coloração decorativa dos dentes chamada "ohaguro" em documentos com 4000 anos. Descrito como um tratamento puramente cosmético, o procedimento tinha o seu próprio conjunto de utensílios, guardados como um kit cosmético. O principal resultado do processo era uma mancha castanha escura ou preta nos dentes. Estudos sugerem que poderia também ter um efeito preventivo da cárie **(Ai S e Ishikawa, 1965)**.

Os sorrisos são evidenciados já em 3000 AEC **(Aboucaya, 1973)**. Um sorriso no rosto de uma estátua de um dos primeiros reis de Abab é registado na arte da Suméria. Aboucaya observou na sua tese que o sorriso estava ausente ou era pouco marcado nas primeiras obras de arte e, quando presente, era quase sempre labial. [th]O sorriso dentolabial, em que os dentes são vistos atrás dos lábios, começa a surgir nas primeiras décadas do século XX. Este facto é atribuído a uma maior ênfase na consciência do corpo e na arte da cosmética, devido à evolução da vida social e à mudança de hábitos e costumes. Os dentes começaram a desempenhar um papel cada vez mais importante à medida que se prestava mais atenção ao rosto, que exibia expressões mais abertas e sem restrições. A consequente ênfase no tratamento e cuidados dentários criou também um interesse na melhoria da estética do sorriso **(Aboucaya, 1973)**.

No auge da civilização maia, desenvolveu-se um sistema de decoração dentária em que alguns dentes eram limados em formas complicadas e outros eram decorados com incrustações de jadeíte. Estes procedimentos dentários eram puramente cosméticos e não restaurativos. Os antigos japoneses exibiam orgulhosamente dentes pretos e os maias exibiam um sorriso cravejado de jadeíte, testemunhando um desejo aparentemente profundo de decorar o corpo **(Goldstein, 1998)**.

Embora a intenção destas tentativas antigas de dentisteria cosmética fosse estritamente ornamental, havia por vezes efeitos secundários benéficos, como as possíveis consequências preventivas de cáries do ohaguro. Mais frequentemente, porém, os efeitos secundários eram prejudiciais. Alguns maias, que procuravam iluminar os seus sorrisos com jadeite, desenvolveram abcessos periapicais devido a "limadores de dentes" descuidados ou demasiado enérgicos, como eram chamados os seus dentistas **(Goldstein, 1998)**.

Atualmente, a estética dentária assenta numa base mais sólida do ponto de vista ético: a melhoria geral da saúde dentária. Mas os mesmos desejos daqueles homens e mulheres antigos de se submeterem à decoração dentária como um retrato exterior do eu interior, motivam os adultos de hoje a procurar tratamento estético. Embora a medicina dentária estética possa ajudar a alcançar a auto-confiança, deve sempre basear-se numa prática dentária sólida e estar ligada à saúde dentária total. As limitações do tratamento estético devem ser comunicadas ao paciente por dentistas que estejam totalmente familiarizados com os procedimentos, métodos e materiais disponíveis **(Goldstein, 1998)**.

1.2 Facetas laminadas de porcelana

1.2.1 Histórico

As facetas de porcelana diferem dos laminados de porcelana. Os laminados podem cobrir qualquer parte do dente, enquanto uma faceta de porcelana está normalmente limitada à parte vestibular ou facial do dente. O processo de laminação pode ser usado com sucesso em qualquer parte do dente - lingual, oclusal, facial ou proximal. Estas restaurações podem ser consideradas como "facetas alargadas" **(Freedman, 2012)**.

Em **1938**, **Pincus** introduziu a "Faceta de Hollywood". Esta faceta não era muito diferente das facetas de porcelana actuais, exceto que não eram gravadas, mas sim fixadas com adesivo de dentadura. Obviamente, a retenção era um problema significativo e estas restaurações destinavam-se basicamente a uma alteração cosmética temporária para os actores, para serem utilizadas em filmagens e fotografias. Tinham de ser removidas antes de comer e não eram funcionais.

Foi a investigação de Buonocore sobre a técnica de condicionamento ácido em 1955, que proporcionou um método simples de aumentar a adesão à superfície do esmalte para materiais acrílicos **(Buonocore, 1995)**. Mas só após a introdução de compósitos fotopolimerizáveis em 1970, o dentista teve o tempo de trabalho necessário para moldar adequadamente as facetas laminadas directas. Em meados dos anos 70 e 80, as facetas laminadas de resina composta (com ou sem faceta) evoluíram. No início, os compósitos eram diretamente colados aos dentes e denominados "bonding" **(Mathew *et al.*, 2010)**.

Em **1975, Rochette** explicou o conceito de condicionamento ácido da porcelana e colagem ao dente, e descreveu uma técnica para fazer restaurações de cerâmica para incisivos fracturados sem influência operatória, o que fez com que os pioneiros das facetas se voltassem para a porcelana, um dos materiais mais populares e atractivos do arsenal dentário **(Aliain, 1975)**.

E assim nasceu a faceta laminada de cerâmica. Posteriormente, Graham J. Roberts, em 1983, avaliou clinicamente a técnica das facetas acrílicas mastique que eram coladas aos dentes com resinas compostas após a técnica de ataque ácido e concluiu que a estabilidade da cor era boa e que as cúspides eram os dentes com mais falhas **(Roberts, 1983).**

Simonsen e Calamia, 1983, forneceram os estudos iniciais para demonstrar que a porcelana condicionada com ácido fluorídrico podia ser ligada ao compósito, que por sua vez era ligado ao esmalte condicionado. Adicionalmente, demonstraram que esta ligação poderia ser melhorada utilizando um agente de acoplamento de silano. Estes estudos criaram a base que ainda hoje é utilizada no fabrico laboratorial de facetas de porcelana e na forma como estas são aderidas adesivamente à estrutura dentária condicionada **(Simonsen e Calamia, 1983; Simonsen e Calamia, 1984).**

À medida que as facetas de porcelana continuaram a evoluir, foi utilizada uma abordagem minimamente invasiva para proporcionar uma restauração mais estética e biologicamente compatível. Foi utilizada uma preparação mínima de 0,5 mm para permitir espaço para colocar uma peça de porcelana com 0,5 a 0,7 mm de espessura sobre o dente. A preparação de 0,5 a 0,7 mm é necessária para poder mascarar adequadamente as áreas inestéticas e/ou alterar a cor, bem como fornecer a força mínima necessária para o fabrico e colocação da faceta de porcelana **(Quinn e McConnel, 1986; McClean, 1988).**

O método de empilhamento da porcelana feldspática utilizando uma técnica de folha de platina ou um molde refratário é moroso e trabalhoso e requer um ceramista qualificado e experiente. Para além disso, a porcelana empilhada é um material frágil. Num esforço para fornecer um revestimento de porcelana mais forte e mais fácil de produzir para um maior número de ceramistas, a indústria introduziu a cerâmica prensada em 1991, utilizando um vidro reforçado com leucite **(Nash, 2005)**

Utilizando uma técnica de "cera perdida" em combinação com coloração e/ou uma técnica de corte e adição, os ceramistas dispunham agora de um sistema que tinha mais resistência, era mais fácil de fabricar e tinha um excelente potencial estético. Agora, mais ceramistas podiam satisfazer os requisitos estéticos do médico dentista e do paciente **(Radz, 2011)**.

As cerâmicas ganharam grande popularidade em meados da década de 1990 e no início da década de 2000, uma vez que os dentistas obtiveram grande sucesso em proporcionar aos seus pacientes resultados altamente estéticos. Este sucesso não veio sem algum sacrifício. As primeiras restaurações reforçadas com leucite tinham de ser fabricadas com uma espessura superior à da porcelana empilhada. Os requisitos de redução típicos da altura recomendavam 1,0 mm de redução **(Nash, 2005)**.

Esta redução mais agressiva criou agora uma preparação dentária que era maioritariamente em dentina. Assim, o problema criado foi duplo. Primeiro, a capacidade de ligação à dentina não é tão previsível ou tão forte como a ligação ao esmalte, pelo que as descolagens se tornaram mais comuns **(Dumfahrt & Schaffer, 2000; Meiers & Young, 2001).** Em segundo lugar, a remoção mais agressiva da estrutura dentária foi considerada muito preocupante tanto para os dentistas como para os pacientes. Foram expressas preocupações na comunidade dentária questionando a ética de sacrificar a estrutura dentária saudável para ganhos puramente estéticos **(Heymann, 2007; DiMatteo, 2007).**

Em reação a esta preocupação dos dentistas e dos pacientes, houve uma evolução no sentido de regressar ao desenho inicial de preparação mínima e houve mesmo um movimento para revisitar os conceitos originais de não preparação **(Radz, 2011)**.

A experiência clínica passada e quase 30 anos de dados mostram que as PLVs são muito previsíveis e bem sucedidas quando a PLV é colada ao esmalte **(Friedman, 1998; Calamia & Calamia, 2007)**

As melhores práticas actuais na utilização de PLV para criar uma alteração estética consistem em utilizar uma preparação dentária mínima, se não mesmo não invasiva, que é restaurada com uma peça muito fina de porcelana. A seleção dos materiais adequados, a boa seleção de casos, as técnicas adequadas e a parceria com um ceramista talentoso são as pedras angulares para resultados bem sucedidos com a terapia PLV **(Bakeman *et al.*, 2010)**.

1.2.2 Indicações das facetas laminadas de porcelana:

A PVP deve ser utilizada como uma solução conservadora para um problema estético **(Magne & Belser, 2002a).**

São indicadas principalmente para dentes descolorados, com formas ou contornos desagradáveis, falta de tamanho e/ou volume, ou para eliminar diastemas. Para além disso, as facetas de porcelana podem ter um lugar na restauração da perda de estrutura dentária devido a doença ou trauma. Em **2002**,

Magne e Belser apresentaram a seguinte classificação das indicações para as PVP:

Tipo I: Dentes resistentes ao branqueamento

IA: Descoloração por tetraciclina

IB: Dentes que não respondem ao branqueamento

Tipo II: Modificações morfológicas importantes

IIA: Dentes conóides (laterais da cavilha)

IIB: Os diastemas ou triângulos interdentários devem ser fechados

IIC: Aumento do comprimento incisal ou da proeminência facial (contorno)

Tipo III: Restaurações extensas

IIIA: Fratura coronal extensa

IIIB: Perda extensa de esmalte por erosão e desgaste

IIIC: Malformações congénitas generalizadas.

Dentro do sistema de classificação de Magne e Belser, a utilização de facetas de porcelana com preparação mínima e sem preparação pode alcançar o resultado estético desejado de uma forma conservadora para os Tipos I e II.

Os casos do tipo III são de natureza mais extensa e os objectivos do tratamento têm tanto a ver com o regresso à função adequada como com a estética. A utilização de uma preparação mais agressiva pode ser necessária para obter resultados funcionais previsíveis. Em muitos destes casos, a utilização de cerâmicas empilhadas não seria frequentemente a primeira escolha. Estas restaurações mais extensas beneficiariam dos materiais mais fortes reforçados com leucite ou dissilicato de lítio atualmente disponíveis **(Radz, 2011).**

1.2.3 Contra-indicações

As seguintes são contra-indicações para a utilização dePLVs:

1. Dentes expostos a forças oclusais pesadas, por exemplo, desgaste moderado a severo devido a bruxismo **(Pincus, 1938).**
2. Dentes severamente mal posicionados
3. Presença de doença dos tecidos moles
4. Dentes altamente fluoretados: estes dentes podem resistir à desmineralização

ácida e dar origem a problemas de retenção

5. Dentes em que a modificação da cor pode ser conseguida com sucesso com várias técnicas de branqueamento

6. Dentes com restaurações extensas existentes.

Em casos de desgaste incisal menor devido ao bruxismo, é muitas vezes possível restaurar o comprimento incisal usando PLVs. No entanto, é imperativo que o dentista avalie o esquema oclusal e controle as forças oclusais antes de tentar qualquer tratamento com PLVs **(Kois, 2007).**

Muitas vezes, neste tipo de casos, é indicado um protetor oclusal para ajudar na prevenção da fratura da porcelana no pós-operatório. É necessária uma excelente comunicação com o paciente antes de iniciar um caso destes.

Em casos de desalinhamento, é uma obrigação ética discutir o uso da ortodontia para criar um alinhamento correto. A natureza não-invasiva da ortodontia será sempre uma opção de tratamento melhor do que qualquer opção que inclua a remoção de estrutura dentária saudável. No final da década de 1990, o termo "ortodontia instantânea" era frequentemente usado para descrever a terapia com PVP como uma opção de tratamento para dentes desalinhados **(Lowe, 2002).**

Trata-se de um tratamento agressivo que tem sido muito debatido nos últimos anos **(Jacobson & Frank, 2008).** Embora seja possível criar a ilusão de dentes corretamente alinhados com as PVP, pode ser uma opção de tratamento muito invasiva, pelo que o dentista e o doente devem ser muito claros quanto aos riscos/benefícios envolvidos antes de iniciar qualquer tratamento.

1.2.4 Tipos de folheados laminados

As facetas podem ser fabricadas direta ou indiretamente. Os compósitos são utilizados para facetas fabricadas diretamente, e uma variedade de materiais pode ser utilizada para facetas fabricadas indiretamente **(Anderson *et al.*, 2013)**. Estes incluem:

1. Cerâmica convencional em pó (porcelana feldspática). Este tipo de porcelana é colocado sobre o coto refratário pelo técnico de laboratório.

2. Cerâmica prensada a quente. Estes produtos são fundidos a altas temperaturas e prensados num molde criado através da técnica de cera perdida (por exemplo, IPS Empress 1 e 2, OPC).

3. Cerâmica maquinável (CAD/CAM) (por exemplo, CEREC, E4D).

1.2.5 Composição da cerâmica dentária

A cerâmica pode ser considerada como um material compósito, em que a matriz é um vidro que está ligeira ou fortemente preenchido com partículas cristalinas ou de vidro, pelo que a cerâmica se enquadra em três categorias principais de composição **(Kelly, 2008).**

I. Predominantemente de vidro (cerâmica à base de vidro): têm um elevado teor de vidro, o que torna este tipo de cerâmica dentária muito estético. Este tipo é o melhor para imitar as propriedades ópticas do esmalte e da dentina. Os efeitos ópticos, como a cor e a opacidade, são controlados pelos fabricantes através da adição de pequenas quantidades de partículas de carga.

II. Vidro com enchimento de partículas (vidro-cerâmica)**:** As partículas de carga são adicionadas à matriz de vidro para melhorar as propriedades mecânicas. Estas cargas são normalmente cristalinas, mas também podem ser partículas de vidros de alto ponto de fusão que são estáveis às temperaturas de cozedura da cerâmica **(Denry, 1996)**. Um exemplo de cerâmica vítrea é a família de cerâmicas contendo altas concentrações de cristais de dissilicato de lítio (IPS e.max Press e IPS e.max CAD, Ivoclar Vivadent, Amherst, N.Y.) **(Kelly, 2008).**

III. Policristalina: Este tipo de cerâmica não contém vidro. Os átomos estão agrupados num arranjo cristalino regular, tornando-a mais resistente e menos suscetível à propagação de fissuras. É importante compreender o facto de que as cerâmicas altamente estéticas são predominantemente de vidro, e as cerâmicas que exibem uma elevada resistência são geralmente cristalinas **(Kelly, 2008)**.

1.2.6 Tipos de facetas laminadas de porcelana

1.2.6.1 Porcelana feldspática

A porcelana feldspática é composta por três componentes principais: quartzo, feldspato e caulino, sendo o componente básico o dióxido de sílica **(Tinschert *et al.*, 2001; Fons Font *et al.*, 2006)**.

A porcelana feldspática tem propriedades mecânicas baixas, com uma resistência à flexão de 60 a 70 MPa **(Giordano e McLaren, 2010)**, e, devido ao elevado teor de vidro neste material, é muito mais suscetível à fratura sob tensão mecânica. Por conseguinte, os revestimentos laminados cerâmicos fabricados a partir de porcelanas feldspáticas obtêm a sua resistência através de uma boa ligação em combinação com um esmalte de substrato mais rígido **(McLaren e Whiteman, 2010)**.

Com este material, é possível obter uma espessura de faceta inferior a 0,5 mm com ou sem preparação em esmalte. As condições ideais para a ligação entre a faceta feldspática e o substrato são a presença de 50% ou mais de esmalte no dente, 50% ou mais do substrato ligado sendo esmalte; e 70% ou mais da margem sendo em esmalte **(McLaren e Whiteman, 2010)**.

Tradicionalmente, as facetas de cerâmica feldspática são fabricadas utilizando a técnica de estratificação que incorpora matrizes refractárias utilizadas para suportar as camadas condensadas ou a pasta cerâmica **(Horn, 1983)**.

A porcelana feldspática proporciona um grande valor estético e demonstra uma elevada translucidez, tal como a dentição natural **(Culp e McLaren, 2010)**.

A utilização de porcelana feldspática para o fabrico de facetas laminadas cerâmicas apresenta as seguintes vantagens

1) Reprodutibilidade da cor do dente com uma camada fina de material

2) Baixo custo de laboratório em comparação com outros sistemas cerâmicos

3) Excelentes características mecânicas de retenção após o condicionamento com ácido fluorídrico e a presença de uma quantidade adequada de esmalte

4) Excelentes características de ligação com a utilização de agentes de ligação de silano adequados **(Matsumura *et al.*, 2006)**.

1.2.6.2 Facetas de cerâmica prensada

Para corrigir o problema da baixa resistência dos revestimentos feldspáticos, os fabricantes introduziram produtos para substituir as porcelanas feldspáticas como material de revestimento. Estes materiais, denominados *cerâmicas prensáveis,* foram fabricados para serem extremamente densos e demonstraram índices de resistência muito mais elevados, tais como resistências à flexão até 180 MPa **(McLaren e Cao, 2009a)**.

A primeira geração de cerâmicas dentárias prensadas a quente contém entre 35% e 45% de volume de leucite como fase cristalina de reforço.

A segunda geração foi baseada em dissilicato de lítio **(Denry e Rosenstiel, 1995)**. As cerâmicas reforçadas por dissilicato de lítio são verdadeiras cerâmicas vítreas, com o conteúdo de cristais aumentado para aproximadamente 70% e o tamanho dos cristais refinado para melhorar a resistência à flexão **(Giordano e McLaren, 2010; Kelly e Benett, 2011)**. O material é suficientemente translúcido para poder ser utilizado em restaurações de contorno completo ou, para uma estética mais elevada, pode ser revestido com porcelana especial **(Pini *et al.* ,2012)**.

Para facetas estéticas, as cerâmicas reforçadas por leucite e dissilicato de lítio são normalmente indicadas pelas suas propriedades ópticas e por serem sensíveis ao ácido **(Della Bona, 2009)**. Estes materiais são eficientes para colagem em substrato, mesmo que reste menos de 50% do esmalte remanescente; no entanto, na margem, pelo menos 30% do esmalte deve estar presente **(McLaren e Whiteman, 2010)**.

O desenvolvimento e aperfeiçoamento da cerâmica prensada de dissilicato de lítio trouxe de volta o conceito de menor preparo para facetas laminadas **(Scopin de Andrade *et al.*, 2010)**. Esta cerâmica permite que o técnico construa uma restauração prensada e cuidadosamente reduzida com discos de borracha e broca diamantada com irrigação abundante a menos de 0,2 mm, com resistência adequada para ser experimentada e colada com muito menos risco quando comparada com a porcelana tradicional feita com a técnica de matriz refratária **(Adolfi e Scopin de Andrade, 2011).**

1.2.6.3 Folheado laminado de conceção assistida por computador/manufatura assistida por computador (CAD/CAM)

A primeira restauração CAD/CAM foi fabricada em 1985 com a unidade CEREC 1 (Sirona Dental Systems GmbH, Bensheim, Alemanha), e foi efectuada a partir de um bloco de cerâmica pré-fabricado **(Mormann *et al.*, 1989)**.

Nas duas décadas seguintes, a técnica evoluiu. O hardware tornou-se menos dispendioso, o software é mais fácil de utilizar, o fabrico é mais rápido e as restaurações fresadas são mais precisas em termos de forma anatómica, adaptação marginal e contactos oclusais/interproximais. Assim, a abordagem CAD/CAM está a tornar-se mais popular para o fabrico de restaurações indirectas com cor dos dentes **(Rocca *et al.*, 2010)**.

A utilização da tecnologia CAD/CAM não só permite dar forma às restaurações por fresagem, como também permite o controlo de qualidade dos dispositivos dentários, concebendo formas óptimas com base nas características do material por CAD, evitando assim degradações como a tensão residual devido aos efeitos do processamento e, em última análise, proporcionando um processamento reprodutível. Quando se fresa um bloco cerâmico pré-fabricado, cuja qualidade foi previamente confirmada pelo fabricante, quase não existem defeitos internos nos produtos fresados, ao passo que os produtos convencionais de porcelana cozida e em pó contêm normalmente porosidade interna **(Miyazaki *et al.* ,2009)**.

1.2.6.3.1 Seleção de materiais para CAD\CAMveneer

As restaurações de contorno completo, tais como inlays, onlays, coroas e facetas, podem ser fabricadas a partir de vários blocos de materiais. Em geral, estes blocos são fabricados a partir de pós iniciais que são misturados com um aglutinante e depois pressionados num molde. O aglutinante ajuda a manter o pó unido para que a forma seja mantida após a prensagem. Em seguida, os blocos são transferidos para um forno para remover o aglutinante e sinterizar até à densidade total. As restaurações fresadas a partir de blocos tendem a ter uma densidade e propriedades mecânicas melhoradas em comparação com as restaurações em pó/líquido ou prensadas, devido ao processo de fabrico padronizado **(Giordano e McLaren, 2010).**

Estão disponíveis vários blocos de porcelana feldspática (por exemplo, Vita Mark II), porcelana reforçada com leucite (IPS Empress CAD, Ivoclar Vivadent) e dissilicato de lítio (IPS e.max, Ivoclar Vivadent) para utilização com os sistemas CEREC AC (Sirona) e E4D Dentist (D4D Technologies) **(Fasbinder, 2010).**

I. Vidro/Cristal

O bloco original para o sistema CEREC foi criado numa colaboração entre o Dr. Werner Mormann e a Vita Corporation. Os primeiros blocos foram criados a partir de porcelana feldspática e designados por blocos Vita Mark I. Estes acabaram por evoluir para a atual geração de blocos (Vita Mark II). Disponíveis desde 1991, os blocos Vita Mark II são considerados uma das cerâmicas dentárias mais resistentes à abrasão. Estudos clínicos demonstraram uma taxa de sobrevivência de aproximadamente 95 por cento após 10 anos **(Reiss, 2000**).

Os blocos são fabricados a partir de partículas de porcelana de feldspato incorporadas numa matriz de vidro e têm uma resistência à flexão de aproximadamente 150 MPa **(Ivoclar Vivadent, 2012)**.

Devido ao pequeno tamanho das partículas do material, o potencial de desgaste na dentição oposta é minimizado. Ideal para inlays, onlays, coroas e facetas, o material pode ser esmaltado num forno normal utilizando porcelana de baixa fusão. Embora a resistência do material tenha demonstrado ser suficiente para restaurações unitárias, não é um bloco suficientemente forte para pontes fixas com várias unidades **(Maclaren e Puri, 2013)**.

II. Vidro/Leucite

Os materiais de vidro/leucite incluem o Empress CAD (Ivoclar Vivadent), que é uma cerâmica vítrea de leucite do sistema de materiais SiO2-Al2O3- K2O com aproximadamente 45% de cristais de leucite com um tamanho entre 5 e 10 pm **(Ivoclar**

Vivadent, 2011).

Os cristais de leucite (KAlSi2O6) aumentam a resistência do material e abrandam ou desviam a propagação de fissuras, enquanto a fase cristalina absorve a energia da fratura. De acordo com **Giordano**, este material cerâmico reforçado com leucite tem propriedades de resistência e caraterização da superfície semelhantes às encontradas no Vitablocs Mark II **(Giordano, 2006; Giordano e McLaren, 2010)**.

Os blocos Empress CAD apresentam uma resistência à flexão de aproximadamente 160 MPa, semelhante à dos blocos Vita Mark II. Capaz de ser polido bem como polido num forno, as indicações recomendadas são coroas e facetas anteriores, e inlays, onlays e coroas na parte posterior. No entanto, à semelhança do Mark II, a recomendação dos autores é que a utilização do material seja limitada a áreas estéticas anteriores com baixa tensão oclusal, tais como facetas e coroas na região anterior e pré-molar **(McLaren e Puri, 2013)**.

III. Dissilicato de lítio

Por exemplo, a IPS e.max CAD (Ivoclar Vivadent) é uma cerâmica vítrea de dissilicato de lítio para aplicações CAD/CAM. Os blocos são produzidos por fundição maciça de lingotes de vidro transparente. Um processo contínuo de fabricação, baseado na tecnologia do vidro (isto é, fundição sob pressão) é utilizado para prevenir a formação de defeitos (poros, acúmulo de pigmentos, etc.) na massa do lingote. A cristalização parcial garante que os blocos possam ser processados numa fase intermédia cristalina, o que permite uma maquinação rápida com sistemas CAD/CAM. O processo de cristalização parcial leva à formação de cristais de metassilicato de lítio (Li2SiO3), que são responsáveis pelas propriedades óptimas de processamento do material, pela estabilidade dos bordos e pela resistência relativamente elevada **(Ivoclar Vivadent, 2011)**.

Após o procedimento de fresagem, as restaurações são temperadas e formam-se cristais de dissilicato de lítio (Li2Si2O5), que conferem ao objeto cerâmico a elevada resistência desejada **(Ivoclar Vivadent, 2011)**.

A maioria das facetas finas é feita de cerâmica de dissilicato de lítio. Este material, comparado com outros materiais, por exemplo, cerâmicas reforçadas por leucite, tem maior resistência biaxial e tenacidade à fratura **(Gonzaga *et al.*, 2011)**.

Devido a estas vantagens, este material cerâmico é frequentemente utilizado na produção CAD/CAM de coroas ou facetas individuais **(Schmitter e Seydler, 2012)**.

No estado "azul", o material apresenta uma resistência de 130-150 MPa e é, portanto, comparável a outros blocos de cerâmica de vidro disponíveis para o CEREC. Uma vez fresados, os blocos são cristalizados num forno, o que aumenta a resistência do material para 360-400 MPa. Não só a resistência é aumentada, como também a cor final das restaurações é alterada da cor azul para a tonalidade estética final. Durante a cristalização, que ocorre a uma temperatura de aproximadamente 840°C, o material encolhe 0,2 por cento, o que já foi tido em conta pelo software CEREC **(McLaren e Puri, 2013)**.

IV. Nano cerâmica/resina

Um material de restauração nano-cerâmico recentemente desenvolvido é um bloco CAD/CAM único baseado na integração da nanotecnologia e da cerâmica. Segundo os fabricantes, o material oferece a facilidade de manuseamento de um material compósito com um brilho de superfície e retenção de acabamento semelhantes aos de um material de porcelana. O Lava Ultimate™ (3M ESPE) contém uma mistura de nanopartículas aglomeradas em aglomerados e nanopartículas individuais ligadas, incorporadas numa matriz polimérica altamente reticulada. A resistência à fratura de um material é uma função da tenacidade à fratura e da resistência à flexão. Com uma resistência à flexão registada de 200 MPa, o bloco de nanocerâmica tem uma resistência inicial mais elevada do que os blocos de porcelana feldspática e reforçada com leucite, bem como do que as porcelanas de revestimento para coroas metálicas fundidas com porcelana.

A resistência à fratura do material nanocerâmico é superior à dos materiais feldspáticos e dos compósitos directos, sendo menos frágil do que a vitrocerâmica feldspática e, por conseguinte, menos propenso a fissuras durante o ensaio e a função **(Kassem *et al.* ,2011)**.

V. Híbrido de resina cerâmica

O material mais recente a ser introduzido pela Vita é o bloco Vita Enamic. Neste bloco, a rede de cerâmica dominante é infiltrada com uma estrutura de rede de polímero de reforço que é totalmente fundida uma com a outra. Devido à dupla rede cerâmica-polímero, o novo material apresenta as vantagens da cerâmica e da resina num só material. Embora a resistência à compressão dos blocos seja semelhante à do Vita Mark II, a resistência à flexão é muito superior, permitindo que o material tenha um desempenho de elevada resistência. Ideal para inlays, onlays e coroas **(McLaren e Puri, 2013)**.

VI. Cerâmica de vidro de silicato de lítio reforçada com zircónia

Um novo material que foi adicionado aos blocos CAD/CAM é o Vita Suprinity. Com a ajuda de um processo de fabrico inovador, a cerâmica de vidro é enriquecida com zircónio (aprox. 10 % em peso). O resultado é a primeira cerâmica de silicato de lítio reforçada com zircónia (ZLS) do mundo. Esta nova cerâmica de vidro apresenta uma estrutura especial de grão fino e homogénea que garante uma excelente qualidade do material e uma elevada capacidade de carga constante, bem como uma fiabilidade a longo prazo. Além disso, o material também oferece características de processamento excepcionais, como a facilidade de fresagem e polimento. Graças à excelente translucidez, fluorescência e opalescência deste novo material vitrocerâmico, VITA SUPRINITY oferece excelentes propriedades estéticas e abrange uma vasta gama de indicações que incluem coroas anteriores e posteriores, supra-estruturas sobre implantes, facetas, inlays e onlays **(Vita suprinity, 2013)**.

1.2.7 Preparação do dente para facetas laminadas

A não maleficência é frequentemente discutida e debatida nos cuidados de saúde. Já não é aceitável preparar excessivamente os dentes por conveniência ou por falta de conhecimento de tratamentos alternativos. A medicina dentária minimamente invasiva não é apenas uma simples obrigação, mas um dever profissional **(Andersson *et al.*, 2010)**. A preocupação inspirada pelos media em parecer e sentir-se mais jovem obriga os prestadores de cuidados de saúde a equilibrar a ética com informações baseadas na literatura e experiências clínicas para satisfazer as exigências dos pacientes **(LeSage, 2010)**.

A preparação dos dentes influencia muito a durabilidade e a cor (translúcida e tonalidade) da restauração final, uma vez que a preparação dos dentes vai determinar o contorno superficial interno e a espessura do material restaurador. Esta fase é determinada pela avaliação da condição dos dentes, pelas indicações da situação clínica e pelo material escolhido **(Della Bona e Kelly, 2008; Della Bona, 2009)**.

Com pouca ou nenhuma preparação, as facetas foram coladas diretamente ao esmalte na superfície facial dos dentes, seguindo os métodos conservadores desejados atualmente **(Calamia, 1983; Giordano, 2002)**.

Com cerca de 0,5 mm de espessura e afinando para quase nada nas margens, os primeiros folheados assemelhavam-se aos de hoje, que regressaram a variedades mais conversadoras. Muitos fabricantes afirmam que os folheados podem atualmente ser fabricados com uma espessura de 0,3 mm **(DiMatteo, 2009)**.

As facetas demonstram resistência, longevidade, biocompatibilidade e estética, além de serem conservadoras. São considerados entre os tratamentos mais viáveis **(Calamia, 1996; Nash, 2002)**.

Quanto menos os clínicos invadirem a estrutura dura do dente, menos provável é que infrinjam e perturbem as barreiras naturais da junção dentina-esmalte (DEJ) e outras estruturas. É sempre preferível terminar as margens do revestimento supra-gengivalmente e preservar o cíngulo e as cristas marginais linguais. Compreendendo mais de 80% da força de um dente, estes marcos anatómicos são significativos **(Magne & Belser, 2002a; McLaren & Cao, 2009a).**

Durante a realização dos seus estudos, os investigadores Shillingburg e Grace verificaram que, à medida que o paciente envelhece, a espessura do esmalte nas superfícies faciais dos dentes anteriores diminui **(Atsu *et al.*, 2005; Jacobson & Frank, 2008).** Na superfície cérvico-facial do incisivo central, 1 mm acima da junção cemento-esmalte (JCE), a espessura do esmalte varia de 0,17 mm a 0,52 mm, com uma espessura média de 0,31 mm. A espessura na superfície médio-facial, a 5 mm da JCE, varia de 0,45 mm a 0,93 mm, com uma espessura média de 0,75 mm **(Atsu *et al*, 2005; Jacobson & Frank, 2008).** O tratamento excessivo dos tecidos duros dentários - particularmente do esmalte - ocorre há demasiado tempo. Do latim *praedicius* ou *praedicere*, que significa saber de antemão, o *previsível* sugere que a medicina dentária deve desenvolver modelos que os dentistas possam seguir para fornecer resultados estéticos abrangentes de rotina. Com volumes de investigação e documentação revistos por pares, a preservação do esmalte conduz a uma medicina dentária adesiva mais previsível em quase todos os casos **(LeSage, 2013).**

1.2.7.1 Variações e considerações na conceção da preparação

A Conceção da preparação incisal/oclusal

A1. Preparação do chanfro incisal (preparação Interlock)

O bordo incisal não é reduzido em comprimento. Este tipo de preparação é efectuado para preservar a superfície palatina de orientação natural do dente, que é importante do ponto de vista funcional. Adicionar um espaço adicional para a porcelana incisal, criando um chanfro ao longo da margem incisal facial utilizando a ponta de um diamante cónico **(Anderson *et al.*, 2013).**

A2. Preparação da junta de topo incisal

Preparar sulcos de corte com 0,5 mm de profundidade no bordo incisal. Utilizando o diamante cónico, remover a restante estrutura dentária incisal. Em seguida, arredondar o ângulo da linha incisal facial, deixando uma margem de articulação ao longo do bordo incisal lingual. A redução incisal deve ser de 0,5 mm-1,0 mm. Este tipo de preparação é efectuado com o objetivo de aumentar o comprimento do dente. O comprimento pode ser aumentado de 0,5 a 2 mm apenas **(Anderson *et al.*, 2013).**

A3. Preparação do revestimento lingual incisal

Preparar cortes de 0,5 mm de profundidade na superfície incisal do dente. Reduzir a superfície incisal de uma forma semelhante à preparação da articulação incisal. Reduzir os cantos incisais mesial e distal mais 0,5 mm. De seguida, utilizando uma broca de diamante, estenda o chanfro incisal até à superfície palatina. Este chanfro palatino deve ser uma linha reta de mesial a distal. Todos os bordos incisais devem ser arredondados. A linha de chanfradura lingual no preparo envolvente deve estar acima ou abaixo dos contactos linguais cêntricos para evitar o contacto oclusal na interface entre a porcelana e a estrutura dentária. O contacto deve ser total com a porcelana ou com a estrutura dentária. O preparo incisal wrap é uma opção popular por várias razões. Pode ser utilizado na maioria dos pacientes, é facilmente fabricado pelo técnico e facilmente manuseado pelo dentista devido ao assentamento positivo aquando da entrega (fig. 1-9) **(Pini *et al.*, 2012).**

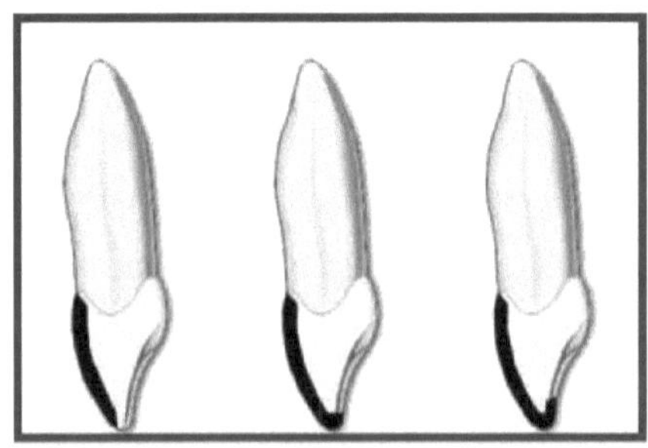

Figura (1-1) Preparação incisal da esquerda para a direita: chanfro incisal, articulação incisal da extremidade e enrolamento lingual incisal

B. Redução cervical

Relativamente à configuração do terço cervical do preparo, a margem gengival da faceta deve estar localizada ao mesmo nível que a crista gengival ou ligeiramente subgengival para os dentes anteriores **(Radz, 2011)**.

Um estudo efectuado por **Troedson e Derand** em **1999** examinou a distribuição da tensão em facetas de cerâmica feitas com três desenhos cervicais diferentes:

(1) Uma configuração "emplumada" (configuração em lâmina de barbear modificada),

(2) Configuração do chanfro, e (3) configuração do ombro.

Na presença de stress moderado, o desenho da margem cervical não influencia o sucesso da faceta. Além disso, quando as cargas oclusais têm várias direcções, reflectindo as forças aplicadas no dente durante a mastigação, é preferível uma configuração de ombro. Este estudo também demonstrou que a adesão da faceta é o fator mais importante para reduzir as forças de compressão e tração. É geralmente aceite que a posição da margem cervical é um fator chave na reação dos tecidos moles **(Mangani *et al.*, 2007)**.

C. Conceção do preparo interproximal

Não é possível encontrar provas conclusivas sobre qual a melhor forma de preparar a área interproximal de um dente para uma faceta de porcelana. As opiniões variam desde praticamente nenhuma preparação, a uma preparação que pára mesmo antes do contacto interproximal, a uma ligeira abertura do contacto interproximal. A realidade clínica é que cada caso e cada dente são diferentes. Cabe aos clínicos usar o seu melhor julgamento nesta área. No entanto, a evidência é clara de que as margens em esmalte são preferíveis. O desenho da margem aqui deve ser tal que as margens não sejam visivelmente detectáveis e que uma quantidade mínima de estrutura dentária deve ser removida para atingir este objetivo **(Radz, 2011)**.

D. Preparações ultra-finas

Nos últimos anos, ceramistas experientes e qualificados têm sido capazes de criar consistentemente PLVs com 0,3 mm de espessura. Esta capacidade permitiu agora que muitos dentistas se tornassem ainda mais conservadores na sua preparação de dentes para PLV. Podem ser usadas as mesmas directrizes de preparação mencionadas anteriormente, mas agora são usadas fresas de 0,3 mm de profundidade para controlar a profundidade da preparação a um mínimo absoluto **(Radz, 2011)**.

E. Preparação minimamente invasiva através da maqueta

O desenvolvimento desta abordagem implica a utilização da morfologia final da reconstrução como referência. Isto é efectuado antes da preparação com um enceramento estético construído sobre o molde de gesso inicial. Utilizando este modelo como guia, é possível preparar uma matriz transparente termoformada (assegurando tanto o controlo da preparação como, mais tarde, o fabrico das facetas temporárias, utilizando-a como molde) ou fazer um ou mais índices de silicone para verificar a preparação **(Magne & Magne, 2006)**.

Como **Magne** demonstrou, esta opção consiste em preparar dois índices de silicone cortados em tiras (um para o eixo vertical e outro para o eixo horizontal), o que permite avaliar a redução do tecido durante a preparação. Este método apoia totalmente o princípio da máxima conservação dos tecidos e garante um resultado previsivelmente consistente. No entanto, trata-se de um procedimento complexo e moroso, uma vez que é necessária a utilização frequente dos índices de controlo **(Magne & Magne, 2006)**.

1.2.7.2 Definição das classificações das preparações para folheados

Referidas como sem preparação, preparação mínima ou convencional, as classificações de facetas criam uma grande zona cinzenta de mal-entendidos e falta de comunicação com os pacientes e dentro da profissão dentária. Se não forem respondidas, as questões relativas às linhas de acabamento, remoção da estrutura dentária e outros aspectos podem causar confusão na prática. As falhas e imprecisões nas directrizes de preparação anteriormente propostas tornam essas directrizes irrelevantes **(Gurel, 2003).**

Para dissipar a incerteza, é proposto um sistema de classificação para ajudar no diagnóstico, no planeamento do tratamento, na educação do doente, no consentimento e compreensão e na comunicação entre os membros da equipa dentária, e para fornecer soluções viáveis aos pedidos públicos de procedimentos electivos.

Definida como a forma como algo é categorizado, rotulado, organizado, distinguido, arranjado ou ordenado, a classificação acrescenta clareza **(Webster, 2008).**

Em **1974**, **Talim e Gohil** classificaram as fissuras e fracturas dentárias em endodontia, e **Misch** classificou as próteses de implantes para pacientes; em 2009, McLaren classificou as cerâmicas **(McLaren & Cao, 2009b).**

Uma vez que os sistemas de classificação se infiltraram em tantos aspectos da vida, as facetas não deveriam ser diferentes. Na ausência de directrizes de preparação dc dentes para facetas de porcelana amplamente defendidas, o sistema é introduzido para clarificar a zona cinzenta acima mencionada entre a preparação clássica de facetas convencionais e as facetas sem preparação ou com preparação mínima. Esta métrica fornece um sistema de medição exato para quantificar a remoção da estrutura dentária numa base caso a caso **(Edelhoff & Sorensen, 2002).**

Esta classificação divide a preparação e o revestimento em redução (referida como necessidade de espaço, espessura de trabalho ou espaço de material), volume de esmalte remanescente e percentagem de dentina exposta. Nomeadamente, as classificações I, II - ambas as quais incorporam facetas de adição - e III requerem 70% a 100% de esmalte periférico **(LeSage, 2013)**, como na tabela (1-1).

Classe I É a forma mais pura de facetas *sem preparação* ou *praticamente sem preparação*, mas pode incluir uma linha de acabamento discreta ou apenas uma margem detetável com lupas. Atualmente, o termo *facetas de adição* descreve frequentemente este tipo de preparação. Nesta classificação, 95% a 100% do volume de esmalte permanece após a preparação, e nenhuma dentina é exposta. O ideal é que, sempre que possível, o preparo seja completo e somente em esmalte.

- Fabrico de guias bisacrílicas

Este tipo de preparação pode ser facilmente conseguido utilizando uma guia de preparação bisacrílica criada a partir de uma massa ou matriz de silicone do enceramento de diagnóstico, que pode ser aplicada nos dentes **(Gurel, 2003; Webster, 2008).** Os cortes de profundidade de 0,5 mm para CLI são colocados nos aspectos incisais e faciais da guia de preparação bisacrílica, o que deve fazer com que a broca de corte de profundidade não toque no dente.

Calamia verificou que as facetas colocadas sem preparação resultaram em problemas periodontais devido ao facto de os dentes terem um contorno excessivo que alterou o perfil de emergência **(Calamia & Calamia, 2007; LeSage, 2010)**.

Concluiu-se, no entanto, que a modalidade de tratamento com facetas funcionaria a longo prazo **(DiMatteo, 2009; LeSage, 2010)**. Para corrigir o problema de emergência, uma redução de 0,5 mm restaurada por 0,5 mm de porcelana proporcionou quase o perfil original do dente com a faceta colocada **(LeSage, 2010**).

Além disso, descobriu-se que o envolvimento do bordo incisal aumenta a resistência e que os preparos limitados apenas à superfície facial não eram tão resistentes como aqueles com um bordo incisal envolvido (**Castelnuovo *et al.*, 2000; LeSage, 2010).**

As indicações para as facetas não preparadas incluem os peg-laterais, anomalias genéticas que produzem dentes mais pequenos, dentes curtos e desgastados, ortodontia que conduz a uma arcada estreita e pacientes com lábios maiores.

As desvantagens podem incluir uma capacidade limitada de alteração da cor, dificuldade em desenvolver a inclinação axial correcta, erros proporcionais e dificuldade em formar a simetria gengival adequada (**Javaheri, 2007; LeSage, 2010**).

Classe-II Trata-se de facetas *minimamente invasivas* ou *modificadas sem preparação*. As facetas de adição também podem ser incluídas nesta classificação. Esta categoria deve apresentar um volume de 80% a 95% de esmalte remanescente, 10% a 20% de dentina exposta e até 0,5 mm de redução.

Idealmente, as facetas CL-II teriam uma periferia completa de esmalte, mas podem envolver uma pequena zona na margem gengival constituída por dentina para estabelecer claramente as margens da restauração (**Brunton & Wilson, 1998**).

Além disso, 10% a 15% da dentina pode ser exposta em qualquer superfície facial (ou seja, mesial, distal ou gengival), dependendo da rotação da faceta. Para completar uma preparação CL-II, pode ser utilizada uma guia de preparação bis-acrílica, como descrito anteriormente.

Classe-III É uma classificação de *preparação conservadora* e descrita como 60% a 80% de volume de esmalte remanescente, 20% a 40% de dentina exposta e 0,5 mm a 1 mm de redução. Com mais espaço para o material restaurador, a margem gengival envolverá tipicamente mais dentina (**Brunton & Wilson, 1998**).

No entanto, mais de 70% a 80% da linha de chegada deve ainda ser em esmalte

Classe-IV É *uma faceta completa* ou um desenho *convencional em cerâmica pura* e é melhor descrita como tendo aproximadamente 50% do volume de esmalte remanescente, mais de 40% de dentina exposta e 1 mm ou mais de redução. A margem periférica pode consistir apenas em 50% a 70% de esmalte.

Embora este tipo de preparação de facetas se tenha tornado uma técnica quase universalmente aceite para a colocação de facetas completas, continuam a existir limitações funcionais e estéticas - incluindo uma menor carga de fratura e uma menor integridade marginal que, em última análise, conduzem ao fracasso da restauração **(Rouse, 1997; Chun *et al.*,2010).**

Um determinado doente pode apresentar qualquer combinação de classificações devido à erosão ácida, genética, requisitos de materiais de restauração, oclusão ou discrepâncias de tamanho dos dentes e da arcada.

Quando os preparos não se enquadram nestes parâmetros, deve ser considerada uma coroa para garantir a previsibilidade e a longevidade. Está bem estabelecido que quando um dente tem mais de 50% de esmalte em falta, dentina esclerótica moderada e mais de 3 mm de porcelana não suportada, deve ser considerada uma coroa.

Magne descobriu que 65% da integridade de um dente vem do cíngulo e aproximadamente 27% das cristas marginais linguais **(Magne, 2005)**.

Estes pontos de referência anatómicos devem ser preservados a todo o custo **(Stappert, 2007)**.

Table (1-1): New Veneer Classification System depending on amount of (dentin exposed) and (enamel remaining) as proposed by (Lesage, 2013)

Classification	Facial reduction	Enamel remaining	Dentin exposed
CL-I No-Prep or practical Prep-less	Detectable with Magnification, with or Without finishing line	95% to 100%	0 (Enamel periphery of At least 70%)
CL-II Modified prep-less or Minimally invasive	up to 0.5 mm	80% to 95%	10% to 20%
CL-III Conservative Design	0.5 mm to 1 mm	50% to 80%	20% to 50%
CL-IV Conventional All-Ceramic Design	1+ mm	<50%	50%

1.2.8 Tratamento do substrato

A técnica de revestimento cerâmico inclui a colagem de um laminado fino de porcelana à superfície do dente, esmalte e/ou dentina, utilizando técnicas adesivas e um compósito de cimentação para alterar a cor, a forma e/ou a posição dos dentes anteriores.

O sucesso da faceta de porcelana é grandemente determinado pela força e durabilidade da ligação formada entre os três diferentes componentes do complexo de facetas coladas: a superfície do dente, a faceta de porcelana e o compósito de cimentação **(Peumans *et al.*, 2000).**

Devido às melhorias nos procedimentos adesivos, espera-se que a integridade biomecânica e estrutural do complexo esmalte-dentina possa ser parcialmente imitada usando facetas de porcelana. O sucesso da adesão aos dentes depende da preparação e condicionamento adequados das superfícies envolvidas, das cerâmicas e dos tecidos dentários mineralizados **(Magne & Douglas, 1999a; Della Bona & Anusavice, 2002)**.

1.2.8.1 Superfície do dente (esmalte e dentina)

A. A superfície do esmalte:

A superfície do esmalte deve ser condicionada com ácido fosfórico (37%). Este procedimento aumenta a energia de superfície da estrutura, o que leva a uma humidificação perfeita da superfície com a ligação. Nesta fase, é necessário ter cuidado para evitar a contaminação com saliva e humidade da respiração, que podem reduzir a energia de superfície do esmalte. Por isso, recomenda-se vivamente o isolamento com um dique de borracha, o que reduz a entrada de stress durante o procedimento clínico **(Pilathadka & Vahalova, 2007).**

Enquanto o condicionamento do esmalte com ácido fosfórico conduz a uma superfície "gelada" - um sinal de um procedimento bem sucedido, devido à sua composição inorgânica e perfeita capacidade de condicionamento - o efeito dos agentes de ligação à dentina na dentina é difícil de controlar, devido à sua composição diferente de partes inorgânicas e orgânicas e à sua estrutura tubular. É difícil obter a secura ou a humidade correctas da superfície, o que é fundamental para uma ligação bem sucedida. Diferentes tipos de agentes de ligação à dentina lidam com a humidade da superfície e a obtenção de uma zona híbrida de várias formas. Múltiplas gerações de agentes de ligação e conceitos diferentes também levam a confusão nos consultórios dentários.

B A superfície da dentina

Em casos de exposição da dentina, sugere-se o selamento desta estrutura com um agente de ligação dentária imediatamente após a conclusão da preparação do dente e antes da impressão final propriamente dita **(Magne & Douglas, 1999a; Donovan, 2008;).**porque a dentina recém-preparada é ideal para a adesão **(Magne *et al*, 2007; Frankenberger *et al*, 2008; Culp & McLaren, 2010).**

Esta técnica, designada por "técnica de revestimento com resina", consiste na interposição de uma camada de resina de baixa viscosidade entre o substrato dentário e o cimento de cimentação **(Jayssoiya *et al.*, 2003; Udo *et al.*, 2007)**.

Este procedimento parece produzir um aumento da força de união e uma redução da formação de fissuras, infiltrações bacterianas e sensibilidade pós-operatória, uma vez que permite o condicionamento ácido do esmalte, evitando o condicionamento da dentina e permitindo um melhor controlo do condicionamento do esmalte **(Della Bona & Anusavice, 2002)**.

Uma vantagem clínica substancial é que essa medida protege o órgão pulpo-dentinário e evita a sensibilidade e o extravasamento bacteriano durante a fase provisória. Recomenda-se a utilização de um adesivo convencional com três passos ou autocondicionante com dois passos, com polimerização do adesivo separada da resina composta **(Della Bona & Anusavice, 2002; Frankenberger *et al.*, 2008; Arrais *et al.*, 2008).**

1.2.8.2 Cerâmica

O tratamento da superfície da cerâmica é diferente consoante a sua composição. As três variedades mencionadas - cerâmica feldspática, leucite e cerâmica reforçada com dissilicato de lítio - são, no entanto, semelhantes neste aspeto.

É defendida a melhoria da adesão através da modificação da superfície interna da porcelana, a fim de aumentar a intimidade da ligação; isto pode ser conseguido através da exposição da superfície da porcelana a ácido ou por abrasão a ar com partículas de alumina. O objetivo da modificação da superfície da porcelana antes da cimentação é aumentar a área de superfície disponível para a adesão e criar rebaixos que aumentem a resistência da ligação ao cimento resinoso de cimentação **(Addison *et al.*, 2008).**

Uma gravura

O condicionamento ácido com ácido fluorídrico é eficaz na remoção de defeitos superficiais e no arredondamento das pontas dos defeitos remanescentes, reduzindo assim os concentradores de tensão e aumentando a resistência global **(Addison *et al.*, 2008).**

Estudos clínicos indicaram que este protocolo aumenta significativamente o tempo de vida clínico esperado da restauração **(Donovan, 2008)**.

A diferença entre cada sistema é o período de condicionamento ácido com ácido fluorídrico (9,5%) **(Pini *et al.*, 2012).**

Deve ter-se o cuidado de utilizar o tempo de condicionamento adequado e de condicionar corretamente, uma vez que é possível condicionar demasiado e reduzir a ligação do cimento à cerâmica. O tempo de condicionamento ácido (20 segundos a dois minutos) é específico para cada cerâmica **(Burgess e Ghuman, 2012).**

B. Jato de areia

O jato de areia ou o tratamento com o sistema Rocatec (3M ESPE) pode ser utilizado na superfície interna antes da colagem de materiais cerâmicos de alta resistência, como Procera All Ceram (Nobel Biocare, Yorba Linda, Califórnia), Cercon (DENTSPLY) ou LAVA (3M ESPE). O jato de areia aumenta a área de superfície da superfície interior da restauração.

Para materiais de núcleo de alta resistência, recomenda-se uma ligeira pulverização de partículas de alumina com menos de 50p durante curtos períodos (cinco segundos). O jato de areia não é recomendado para cerâmicas de baixa resistência, uma vez que pode enfraquecer a restauração **(Burgess e Ghuman, 2012)**.

A abrasão única de partículas transportadas pelo ar proporciona uma força de adesão insuficiente. A abrasão excessiva de partículas em suspensão no ar induz a lascagem ou uma elevada perda de material cerâmico, pelo que não é recomendada para a cimentação de restaurações totalmente em cerâmica à base de sílica.

Kato et al., 2000 compararam a abrasão de partículas transportadas pelo ar com diferentes agentes de ataque ácido e concluíram que o ácido fluorídrico e o ácido sulfúrico-hidrofluorídrico proporcionavam as resistências de ligação mais elevadas e mais duradouras **(Blatz *et al.*, 2003).**

C. Silanização

A silanização da porcelana gravada com um agente de acoplamento bifuncional proporciona uma ligação química entre o compósito de resina de cimentação e a porcelana. Um grupo de silano numa extremidade liga-se quimicamente ao dióxido de silício hidrolisado na superfície da cerâmica e um grupo de metacrilato na outra extremidade copolimeriza com a resina adesiva. Os sistemas de componente único contêm silano em álcool ou acetona e requerem a acidificação prévia da superfície cerâmica com ácido fluorídrico para ativar a reação química. Com soluções de silano de dois componentes, o silano é misturado com uma solução aquosa de ácido para hidrolisar o silano, de modo a que este possa reagir diretamente com a superfície cerâmica **(Peumans *et al.*, 2000)**. Muitos autores referem que a ligação adesiva entre o cimento e a superfície tratada depende do tipo de silano utilizado. Está provado que o tratamento da superfície silanizada com calor (cerca de 100° C) cria uma ligação adesiva que é duas vezes mais forte **(Mangani *et al.*, 2007)**.

1.3 Selagem imediata da dentina (IDS)

Durante a preparação dos dentes para restaurações indirectas, tais como inlays, onlays, facetas e coroas, uma área significativa de dentina é exposta. Para evitar problemas como a contaminação da dentina pela provisionalização **(Terata, 1993; Watanabe et al, 1997)** e a sensibilidade à falha de hibridização **(Paul & Scharer, 1997a)**, foi sugerida no início dos anos 90 uma técnica chamada selamento imediato da dentina (IDS) **(Pashley, 1992)**.

Esta técnica consiste na aplicação de um sistema adesivo imediatamente após a preparação do dente e antes da realização da moldagem. Outra técnica de IDS foi desenvolvida em que uma película de selamento é aplicada na superfície dentinária imediatamente após a preparação do dente usando um sistema adesivo e uma resina composta de baixa viscosidade **(Medina *et al.*, 2012; Oliveira *et al.*, 2014)**.

Acredita-se que esta camada de resina composta de baixa viscosidade isola a camada híbrida subjacente e, consequentemente, ajuda a preservar o selamento da dentina **(Duarte *et al.*, 2006)**.

Por conseguinte, as técnicas de IDS baseiam-se no princípio de que os sistemas adesivos aderem melhor à dentina recém-preparada **(Terata, 1993; Watanabe *et al.*, 1997)**, protegendo assim o complexo dentina-polpa e prevenindo ou diminuindo a sensibilidade e a fuga bacteriana durante a fase provisória **(Hu & Zhu, 2010; Perugia *et al.*, 2010)**.

1.3.1 A junção dentino-esmalte como modelo para a otimização da ligação à dentina

Sempre que uma área acessível substancial de dentina tenha sido exposta durante a preparação dos dentes para restaurações indirectas coladas, recomenda-se a aplicação local de um agente de ligação à dentina.

Os princípios para a adesão à dentina estão hoje bem estabelecidos com base no trabalho de **Nakabayashi** e colegas na década **de 1980 (Nakabayashi *et al.*, 1982)**, cujo princípio é criar uma interfase ou camada de interdifusão, também chamada camada híbrida **(Nakabayashi *et al.*, 1991)** pela interpenetração de monómeros nos tecidos duros. Esta abordagem foi um marco porque, uma vez que a resina infiltrada é polimerizada, pode gerar uma ligação "estrutural" um pouco semelhante à interfase formada na junção dentino-esmalte (DEJ) **(Lin & Douglas, 1994).** Os estudos mostraram que a DEJ pode ser considerada como uma ligação perfeita reforçada com fibrilas **(Lin *et al.*, 1993; Magne & Belser, 2002b).**

É composto por uma interface moderadamente mineralizada entre dois tecidos altamente mineralizados (esmalte e dentina). Os feixes de colagénio grosseiro orientados paralelamente formam consolidações maciças que podem desviar e atenuar as fissuras do esmalte através de uma deformação plástica considerável. Existem semelhanças surpreendentes entre a JDE e os princípios actuais da hibridação dentina-resina. Ambas podem ser consideradas interfases complexas (reforçadas com fibrilhas) e não simples interfaces.

Consequentemente, o desempenho clínico dos actuais agentes de ligação à dentina melhorou significativamente, permitindo a colocação de restaurações adesivas com um nível de sucesso clínico altamente previsível.

A simulação da DEJ através da hibridização da dentina provou ser uma nova referência para a otimização dos procedimentos de colagem da dentina e abre uma ampla janela de oportunidades para a restauração biomimética e conservadora dos dentes, utilizando a porcelana colada como substituto do esmalte/DEJ **(Magne & Douglas, 1999b).**

1.3.2 Aplicação clínica baseada em evidências do agente de ligação à dentina (DBA) para restaurações indirectas coladas

A importância clínica de uma ligação bem sucedida da dentina é particularmente forte no caso de restaurações de porcelana ligadas indiretamente, tais como inlays, onlays e facetas, porque a resistência final do complexo de restauração dentária é altamente dependente dos procedimentos adesivos.

Ensaios clínicos de longa duração realizados por **Dumfahrt** e **Friedman** mostraram que as facetas de porcelana parcialmente coladas à dentina têm um risco aumentado de fracasso **(Friedman, 1998; Dumfahrt, 2000).** Os recentes avanços na base de dados de conhecimento para a aplicação de agentes de união à dentina sugerem que estes fracassos podem provavelmente ser evitados alterando o procedimento de aplicação do agente de união à dentina. De facto, existem princípios básicos que devem ser respeitados durante o procedimento clínico de hibridização dentina-resina, sendo que os mais importantes estão relacionados com problemas de contaminação da dentina e com a suscetibilidade de colapso da camada híbrida até à sua polimerização.

Estes elementos essenciais, quando considerados no âmbito das restaurações indirectas coladas, especialmente as restaurações de porcelana coladas, levam à conclusão de que a dentina pode ser selada imediatamente após a preparação do dente, o chamado selamento imediato da dentina **(Magne & Belser, 2002)**, antes da moldagem. Existem pelo menos quatro motivos racionais e várias outras razões práticas e técnicas que apoiam o selamento imediato da dentina.

1.3.2.1 A dentina recém-cortada é o substrato ideal para a colagem de dentina.

A maioria dos estudos sobre a resistência de união de agentes de ligação à dentina utiliza dentina preparada recentemente. No entanto, na prática diária, os dentes têm de ser temporariamente protegidos para satisfazer as necessidades funcionais e estéticas do paciente. Em **1996** e **1997**, **Paul** e colegas levantaram a preocupação de que a contaminação da dentina devido à provisionalização pode reduzir o potencial de ligação à dentina **(Bertshinger *et al.*, 1996; Paul & Schaerer, 1997b).**

A sua investigação demonstrou que podem ocorrer reduções significativas na resistência de união quando se simula a contaminação da dentina com vários cimentos provisórios, em comparação com a dentina recém-cortada. Não simularam fontes de contaminação adicionais, como a saliva e a fuga de bactérias, que serão discutidas mais tarde. Na prática, a dentina recém-cortada está presente apenas no momento da preparação do dente (antes da moldagem).

1.3.2.2 A pré-polimerização do agente de ligação à dentina leva a uma melhor ligação

Resistência. Na maioria dos estudos sobre a resistência de união do agente de união à dentina, a resina infiltrante e a camada adesiva são normalmente polimerizadas primeiro (pré-polimerização), antes da colocação dos incrementos de compósito, o que parece gerar uma melhor resistência de união quando comparada com amostras em que o agente de união à dentina e o compósito de sobreposição são polimerizados em conjunto **(McCabe & Rusby, 1994; Frankenberger *et al.*,1999).**

Estes resultados podem ser explicados pelo colapso da camada híbrida de resina dentinária não polimerizada, causado pela pressão durante a colocação do compósito ou assentamento da restauração **(Dietschi *et al.*, 1995; Dietshi &Hertzfeld, 1998).**

A camada híbrida pode ser enfraquecida superficialmente como consequência do menor teor de resina das fibras de colagénio compactadas. Esta hipótese é apoiada pelo facto de se ter demonstrado que os defeitos estruturais e uma fraqueza intrínseca da camada híbrida estão associados às condições de manuseamento do agente de ligação à dentina **(Tay *et al.*, 1995).**

A pré-polimerização do agente de ligação à dentina é totalmente compatível com a aplicação direta de restaurações de compósito; no entanto, levanta várias questões quando aplicado durante a cimentação de restaurações indirectas.

As espessuras do agente de ligação à dentina curada podem variar significativamente de acordo com a geometria da superfície, em média 60 pm a 80 pm numa superfície lisa convexa e até 200 pm a 300 pm em estruturas côncavas, tais como chanfros marginais **(Magne & Douglas, 1999a; Pashley *et al.*, 1992)**.

Como resultado, a aplicação e cura do agente de ligação à dentina imediatamente antes da inserção de uma restauração indireta de compósito ou porcelana pode interferir com o assentamento completo da restauração. Em termos práticos, recomenda-se, portanto, que a resina adesiva seja mantida sem polimerização antes da restauração estar completamente assentada. Isto, por sua vez, gera pelo menos dois problemas significativos:

(1) Enquanto a restauração está a ser inserida, o fluxo de fluido dentinário dirigido

para o exterior dilui o agente de união e bloqueia as micro-porosidades nas quais a resina teria penetrado **(Paul & Scharer, 1993a; Paul & Scharer, 1993b).**

(2) A pressão do compósito de cimentação durante o assentamento da faceta pode criar um colapso da dentina desmineralizada (fibras de colagénio) e subsequentemente afetar a coesividade da interface adesiva.

Foi proposto que a camada adesiva fosse diluída para menos de 40 pm para permitir a pré-polimerização (antes da inserção da restauração); no entanto, porque as resinas de metacrilato mostram uma camada de inibição até 40 pm quando são fotopolimerizadas **(Rueggeberg & Margeson, 1990).**

O desbaste excessivo pode impedir a polimerização de agentes de ligação à dentina activados por luz. Todos os problemas acima mencionados podem ser resolvidos se as eventuais exposições de dentina forem seladas imediatamente, com o agente de ligação à dentina a ser aplicado e curado diretamente após a conclusão das preparações dentárias, antes da impressão final propriamente dita, o que foi confirmado para gerar uma força de ligação superior **(Ozturk & Aykent, 2003; Jayasooriya *et al.*, 2003)** e menos formações de lacunas **(Magne & Douglas, 1999; Jayasooriya *et al.*, 2003).**

A interfase resultante poderia potencialmente suportar melhor a exposição a longo prazo a cargas térmicas e funcionais, em comparação com o mesmo adesivo aplicado e curado juntamente com a restauração.

1.3.2.3 O selamento imediato da dentina permite o desenvolvimento de uma ligação dentinária sem stress.

A resistência de união à dentina desenvolve-se progressivamente ao longo do tempo, provavelmente devido à conclusão do processo de copolimerização envolvendo os diferentes monómeros. Reis e colegas mostraram aumentos significativos na resistência de união durante um período de 1 semana **(Reis *et al.*, 2004).** Em restaurações adesivas colocadas diretamente, a ligação inicial mais fraca da dentina é imediatamente desafiada pela retração do compósito de sobreposição e pelas forças oclusais subsequentes.

Por outro lado, quando se utiliza o selamento e restauração imediatos da dentina (intrínsecos às técnicas indirectas) e se adia a carga oclusal, a ligação à dentina pode desenvolver-se sem stress, resultando numa adaptação significativamente melhorada da restauração **(Dietschi *et al.*, 2002).**

1.3.2.4 O selamento imediato da dentina protege a dentina contra a fuga de bactérias e a sensibilidade durante a provisionalização

Com base no facto de as restaurações provisórias poderem permitir a microfuga de bactérias e, subsequentemente, a sensibilidade da dentina, em 1992, Pashley e colegas propuseram o selamento da dentina nas preparações de coroas **(Pashley *et al.*, 1992).**

Esta ideia revela-se ainda mais útil quando se utilizam restaurações de porcelana coladas (por exemplo, facetas), dada a dificuldade específica de obter provisórios selados e estáveis. Um estudo in vivo confirmou a capacidade de diferentes primários para prevenir a sensibilidade e a penetração bacteriana aquando da preparação de facetas de porcelana **(Cagidiaco *et al.*, 1996)**.

1.3.3 Factos práticos e clínicos que apoiam o selamento imediato da dentina

Os seguintes factos práticos e clínicos justificam a utilização do selamento imediato da dentina:

- ***Conforto do paciente***. Os pacientes experimentam um maior conforto durante a provisionalização, limitando a necessidade de anestesia durante a inserção definitiva das restaurações, e a redução da sensibilidade pós-operatória **(Pashley *et al.*, 1992; Cagidiaco *et al.*, 1996)**.

- ***Máxima preservação da estrutura dentária***. Quando utilizado em preparações de cobertura total da coroa e combinado com ionómero de vidro ou cimentos de resina modificada, o selamento imediato da dentina pode resultar num aumento significativo da retenção, excedendo a resistência coesiva do dente **(Johnson *et al.*, 2004).**

O selamento imediato da dentina pode, portanto, constituir uma ferramenta útil para melhorar a retenção quando se lida com coroas clínicas curtas e preparações excessivamente afiladas. Desde que seja alcançada uma adesão óptima também na superfície interna da restauração (por exemplo, condicionamento ácido da porcelana e silanização, como no caso de inlays, onlays e facetas), os princípios tradicionais de preparação do dente podem ser omitidos e é possível uma remoção significativamente mais conservadora da estrutura dentária **(Magne *et al.*, 2000).**

- ***Utilização sistemática de agentes de ligação à dentina activados por luz.*** Ao aplicar o selamento dentinário imediato, devido ao modo de polimerização direta e imediata, podem ser utilizados agentes de ligação à dentina activados por luz. Sem o selamento dentinário imediato, pode ser necessária a utilização de um agente de união dentinária de dupla polimerização para assegurar a polimerização completa da restauração. A base de dados de conhecimentos sobre as resinas de dupla polimerização é limitada e, por isso, não devem ser a primeira escolha como material de cimentação. A formulação dos materiais de dupla polimerização é conhecida por representar um equilíbrio entre altos níveis de polimerização em todos os aspectos da restauração e instabilidade de cor devido à degradação da amina **(Darr & Jacobsen, 1995)**.

- ***Condicionamento separado do esmalte e da dentina.***

Como o selamento imediato da dentina é realizado principalmente em superfícies de dentina expostas, o operador pode concentrar-se na "ligação húmida" à dentina (em casos de condicionamento total), enquanto o condicionamento do esmalte pode ser realizado separadamente na fase de colocação da restauração final **(Magne, 2005)**.

1.3.4 Considerações práticas

1.3.4.1 Identificação da dentina

O primeiro passo técnico para a aplicação do selamento imediato da dentina é a identificação das superfícies de dentina expostas. Um método simples mas eficiente consiste em efetuar um curto condicionamento ácido (2 a 3 segundos) e uma secagem completa das superfícies preparadas. A dentina pode ser facilmente reconhecida devido ao seu aspeto brilhante, enquanto o esmalte é gelado.

Escusado será dizer que, após este condicionamento inicial, a superfície da dentina tem de ser repreparada (por exemplo, um ligeiro desbaste com uma broca de diamante) para expor uma nova camada de dentina e ser novamente condicionada antes da aplicação do agente de ligação à dentina.

1.3.4.2 Preparação

Como mencionado anteriormente, as espessuras dos agentes de ligação à dentina podem atingir várias centenas de micrómetros quando aplicados em áreas côncavas **(Pashley *et al.*, 1992)**.

Quando se utiliza o selamento imediato da dentina, a camada adesiva adicional pode, por vezes, afetar negativamente a espessura da futura restauração. Isto é particularmente evidente no caso de facetas de porcelana e na presença de margens gengivais na dentina.

Quando as margens terminam em dentina, recomenda-se um chanfro marcado (0,7 mm a 0,8 mm) para proporcionar uma definição adequada da margem e espaço suficiente para o adesivo e a restauração de cobertura.

Um chanfro pouco profundo faria com que a resina adesiva puxasse a margem e comprometeria tanto a definição da margem como a espessura da porcelana **(Magne & Belser, 2002).**

Noutras localizações axiais, a exposição confinada e superficial da dentina proporciona apenas um espaço limitado para os materiais de restauração, incluindo o agente de ligação.

A aplicação e a polimerização do agente de ligação à dentina reduziriam significativamente o espaço deixado para a construção da cerâmica. Considerando que um baixo rácio entre a espessura da cerâmica e a espessura do agente de cimentação pode influenciar negativamente a distribuição da tensão dentro da porcelana **(Magne *et al.*, 1999a; Magne *et al.*, 1999b),** o selamento imediato da dentina não é indicado para exposições muito superficiais da dentina.

Por outro lado, as superfícies de preparação mais profundas (isto é, na presença de defeitos de Classe IV ou V ou no caso de preparações inlay/onlay/overlay) podem ser facilmente tratadas com selamento imediato da dentina antes da moldagem, porque é deixado espaço suficiente para o material de restauração manter uma relação razoável de espessuras entre a cerâmica e o agente de cimentação.

1.3.4.3 Técnica de colagem

A técnica descrita centra-se na utilização da técnica de condicionamento total (também designada por "condicionamento e enxaguamento"), que pode incluir adesivos de dentina de três passos (primário e resina separados) ou de dois passos (resina auto-ferrante).

Embora exista uma tendência para simplificar os procedimentos de colagem, dados recentes confirmam que as colas convencionais de condicionamento total em três passos continuam a ter um desempenho mais favorável e são mais fiáveis a longo prazo **(Van Meerbeek *et al.*, 2003; De Munck *et al.*, 2003)**.

O condicionamento da dentina recém-cortada (com H3PO4 durante 5 a 15 segundos) deve seguir-se imediatamente à preparação do dente para evitar a contaminação com saliva. Após o enxaguamento, o excesso de água deve ser removido. Deve-se ter cuidado, pois tanto a secagem excessiva como a humidificação excessiva podem causar uma ligação inferior devido ao colapso do colagénio desmineralizado e à nanoinfiltração/arborização de água, respetivamente **(Ferrari & Tay, 2003).**

A remoção do excesso de humidade pode ser conseguida através da utilização de secagem por sucção (pressão de ar negativa) sem aplicar pressão positiva na dentina desmineralizada.

Os passos seguintes podem incluir a aplicação do primário (sistemas de três passos) ou da resina auto-ferrante (sistemas de dois passos). Na prática, a aplicação separada do primário deve ser favorecida, não só devido à ligação superior subsequente, mas também porque permite uma colocação mais precisa da resina adesiva.

De facto, a aplicação de um agente primário ou de uma resina auto-ferrante requer muitas vezes um ligeiro movimento de escovagem, o que resulta frequentemente na dispersão da resina acima dos limites da dentina exposta. Não há consequências quando se utiliza um primário separado, uma vez que este último não cria qualquer espessura ou camada detetável.

Após a aspiração do excesso de solvente, a resina adesiva pode ser colocada com precisão (por exemplo, com uma sonda periodontal, como no caso de margens de preparação de facetas).

Por outro lado, a utilização de resinas auto-ferrantes gera excessos e pode ultrapassar a margem (para o sulco gengival), exigindo correcções adicionais com uma broca, expondo novamente a dentina na margem.

Depois de uma primeira polimerização (modo regular 20 segundos, uma camada de gelatina de glicerina (bloco de ar) é aplicada ao adesivo e ligeiramente para além. Recomenda-se uma polimerização adicional (modo regular 10 segundos) do agente de ligação à dentina através de uma camada de geleia de glicerina para polimerizar a camada de inibição de oxigénio e evitar a interação do adesivo de dentina com o material de impressão (especialmente poliéteres).

A colocação exacta da resina adesiva é normalmente confirmada pela remoção do fio de deflexão, uma vez que este não deve aderir à margem.

1.3.4.4 Resinas adesivas: colocação de restaurações definitivas

Imediatamente antes dos procedimentos de cimentação (aquando da colocação da restauração final), recomenda-se o desbaste da resina adesiva existente, utilizando uma broca de diamante grossa a baixa velocidade ou através de micro jato de areia. Toda a superfície da preparação do dente pode então ser condicionada como seria feito na ausência de exposição da dentina: condicionamento com H3PO4 (30 segundos), enxaguamento, secagem e revestimento com resina adesiva. Desta vez, não é indicada a pré-polimerização do adesivo porque isso impediria a inserção completa da restauração. O agente de união à dentina não preenchido também pode ser usado para selar a dentina; no entanto, deve-se ter em mente que os procedimentos de limpeza e desbaste podem facilmente destruir a camada híbrida e reexpor a dentina devido à espessura e rigidez reduzidas do adesivo (relacionadas à ausência de preenchimento).

As superfícies seladas com um agente de ligação à dentina não preenchido devem, por isso, ser limpas suavemente apenas com uma escova macia e pedra-pomes. Em preparações mais profundas (por exemplo, em dentes posteriores), o agente de ligação à dentina não preenchido coberto por uma fina camada de compósito fluido também pode ser usado para obter um selamento imediato da dentina. Em nenhuma circunstância a resina fluida deve substituir o uso da resina não preenchida, devido à penetração insuficiente dessa resina no topo da camada híbrida, bem como aos numerosos túbulos obstruídos por partículas de carga **(Frankenberger *et al.*, 2002).**

1.4 Adesão

1.4.1. História do desenvolvimento clínico e da evolução da medicina dentária adesiva

As definições "geracionais" ajudam a identificar os produtos químicos envolvidos, os pontos fortes da ligação dentinária e a facilidade de utilização para o profissional

I Primeira geração (anos 70)

Os adesivos ***da primeira geração***, no final da década de 1970, eram realmente bastante ineficazes. Embora a sua força de ligação ao esmalte fosse elevada, a força da sua ligação à dentina semi-orgânica era o maior problema que os dentistas enfrentavam. A sua adesão à dentina era lamentavelmente baixa, tipicamente não superior a 2 MPa. A adesão era conseguida através da quelação do agente de ligação ao componente de cálcio da dentina. Embora ocorresse penetração tubular, esta contribuía pouco para a retenção da restauração. Estes agentes de ligação foram recomendados principalmente para cavidades pequenas e retentivas de classe III e classe V. A sensibilidade pós-operatória foi comum quando estes agentes de ligação foram utilizados para restaurações oclusais posteriores **(Freedman, 2012)**.

II Segunda geração (início dos anos 80)

No início dos anos 80, foi desenvolvida uma ***segunda geração*** distinta de adesivos. Esta geração visava a camada de smear layer na dentina como substrato de ligação. A smear layer é normalmente ligada à dentina subjacente a um nível insignificante de 2 a 3 MPa. As fracas forças de ligação destes agentes de segunda geração - 2 a 8 MPa à dentina - significavam que ainda era necessária uma forma de retenção mecânica nos preparos cavitários. A estabilidade a longo prazo dos adesivos de segunda geração era problemática. Para restaurações directas, as taxas de retenção a 1 ano eram tão baixas como 70% **(Freedman, 2012)**.

III Terceira geração (final dos anos 80)

No final dos anos 80, foram introduzidos os sistemas de primário-adesivo de dois componentes. A melhoria acentuada que estes agentes de união representaram justificou a sua classificação como adesivos ***de terceira geração***. Aumentos significativos na força de ligação à dentina, 8 a 15 MPa, diminuíram a necessidade de uma forma de retenção na preparação da cavidade. As lesões de erosão, abrasão e abfracção eram tratáveis com uma preparação mínima do dente, daí a introdução da dentisteria ultraconservadora.

O condicionamento do esmalte era uma rotina, mas temia-se que o condicionamento da dentina causasse necrose pulpar e necessitasse de tratamento endodôntico. Os adesivos de terceira geração foram os primeiros agentes que se ligaram não só à estrutura dentária, mas também a metais e cerâmicas dentárias. A desvantagem destes agentes de ligação era a sua longevidade limitada **(Bouvier *et al.*, 1993)**.

IV Quarta geração (início dos anos 90)

No início dos anos 90, os agentes de ligação ***de quarta geração*** transformaram a medicina dentária. A sua elevada força de adesão à dentina, 17 a 25 MPa, e a diminuição da sensibilidade pós-operatória em restaurações oclusais posteriores encorajaram muitos dentistas a iniciar a mudança tectónica da amálgama para restaurações posteriores directas em compósito. Tanto o esmalte como a dentina são condicionados e depois enxaguados simultaneamente com a técnica de "condicionamento total". Esta geração é caracterizada pelo processo de hibridação na interface dentina-compósito.

A hibridação é a substituição da hidroxiapatite e da água na superfície da dentina por material de resina. O condicionamento total (tanto do esmalte como da dentina) e a ligação à dentina húmida, conceitos desenvolvidos por **Fusayama e Nakabayashi** no Japão nos **anos 80** e introduzidos na América do Norte pelo Dr. Raymond Bertollotti, são características inovadoras dos adesivos de quarta geração.

V Quinta geração (meados dos anos 90)

Estes materiais aderem bem ao esmalte, dentina, cerâmica e metal, mas, mais importante, caracterizam-se por um único componente num único frasco (para além do gel de condicionamento). Não há mistura envolvida no processo de adesão e, por conseguinte, há menos oportunidades de erro. As forças de adesão à dentina situam-se na gama de 20 a 25 MPa, adequadas para todos os procedimentos dentários (exceto cimentos de resina autopolimerizáveis e compósitos autopolimerizáveis) **(Deepa *et al.*, 2014)**.

A sensibilidade pós-operatória foi reduzida consideravelmente. Os agentes de ligação de quinta geração, fáceis de utilizar e previsíveis, foram os adesivos mais populares da sua época **(Freedman, 1997)**.

VI Sexta geração (2000)

Ao longo dos anos, os dentistas e os investigadores têm procurado eliminar o passo de condicionamento ou incluir o processo de condicionamento da superfície quimicamente como parte de outro componente. Os adesivos *de sexta geração* não requerem um passo de condicionamento *separado*, pelo menos na superfície dentinária. Desde 2000, foram introduzidos vários adesivos dentários especificamente concebidos para eliminar o passo de condicionamento **(Deepa *et al.*, 2014)**.

Estes produtos têm um líquido condicionador de dentina como parte de um dos seus componentes; o tratamento ácido da dentina é auto-limitado e os subprodutos da corrosão são permanentemente incorporados na interface dentária-restauradora.

Curiosamente, a ligação à dentina (17 a 22 MPa) mantém-se forte; é a ligação ao esmalte não preparado e não condicionada que tende a falhar em 30% ou mais dos casos **(Freedman, 2012)**. Além disso, os múltiplos componentes e os múltiplos passos necessários para os vários agentes de sexta geração podem ser confusos e levar a erros clínicos. Na prática, é possível eliminar a falha de ligação na interface do esmalte simplesmente gravando ou desbastando o esmalte antes de colocar o adesivo. Isto, no entanto, introduz um passo de condicionamento separado para uma geração que supostamente não condiciona **(Nikhil *et al.*, 2011)**.

VII Sétima geração (2003)

Um novo e simplificado sistema adesivo de *sétima geração* ultrapassa todas as objecções anteriores. Tal como os agentes de ligação da quinta geração deram o salto dos sistemas multicomponentes para um adesivo de frasco único racional e fácil de utilizar, a sétima geração simplifica os materiais multicomponentes e de várias etapas da sexta geração para um sistema de frasco único e de componente único. Os adesivos da sétima geração são tipicamente mais ácidos (1,0 pH mais baixo) do que os seus homólogos da sexta geração. Isto condiciona adequadamente todo o esmalte exposto para uma força de adesão efectiva **(Freeman, 2002)**.

O "etch" é auto-limitado imediatamente após a sua aplicação na superfície do dente, e os subprodutos são incorporados na interface adesiva durante o passo de fotopolimerização. Uma vez que os materiais de condicionamento nunca são lavados da superfície do dente antes da polimerização, existe uma probabilidade muito menor de que quaisquer túbulos dentinários vitais sejam deixados abertos e, portanto, mais propensos ao desconforto pós-tratamento. Assim, a sensibilidade pós-operatória praticamente nunca é observada após a aplicação dos adesivos de sétima geração **(Freedman & Leinfelder, 2002)**.

VIII Oitava geração

A nano-dentisteria, com as suas ferramentas e dispositivos clínicos tecnologicamente avançados, influenciou todos os campos da medicina dentária, incluindo a medicina dentária de restauração. Os nanoadesivos são soluções com nanopartículas que impedem a aglomeração, produzindo assim uma elevada resistência de união à dentina e ao esmalte, elevada absorção de tensões, maior prazo de validade, selamento marginal duradouro e libertação de fluoretos **(Mitra *et al.*, 2003; Jhaveri & Balaji, 2005).**

Embora a maior parte dos agentes de ligação não tenha carga, alguns produtos contêm cargas inorgânicas que variam entre 0,5 % e 40 % em peso. As partículas de carga incluem micro cargas, também chamadas nano cargas e vidro sub-micrónico. Os agentes de união com carga tendem a produzir uma maior resistência de união in vitro **(Pashley & Tay, 2001)**. Recentemente foram introduzidos adesivos para dentina que contêm nano cargas. Os fabricantes de um desses sistemas de agentes de ligação à dentina contendo nano cargas (Futurabond DC, Voco, Alemanha) afirmam que são da oitava geração.

Características

- É de dupla cura e funciona com todas as resinas fotopolimerizáveis, autopolimerizáveis ou de dupla cura.

• Funciona num modo de auto-cura sem qualquer luz: Ótimo para pós-cimentação.

- Demora apenas 35 segundos do início ao fim.
- Só precisa de uma camada.
- Apresenta-se em dose unitária, proporcionando sempre a química mais

fresca.

- Não necessita de ser refrigerado ou agitado antes de ser utilizado.

- Sem sensibilidade.

- Resistência de ligação superior a 30 MPa à dentina e ao esmalte **(Paradella *et al.*, 2009)**.

1.4.2 A nova classificação dos agentes de ligação dentinária

Classificação com base no padrão de gravação

Os agentes de união foram anteriormente divididos em gerações pelo Dr. Marcos Vargas. Com o aparecimento dos sistemas de primários autocondicionantes, a classificação por gerações deixou de existir. Foi então aceite que, com base no seu método de aplicação, os agentes de união poderiam ser total-etch ou self-etch **(Jorge, 2007)**.

a. Técnica de gravura total

O conceito de condicionamento total é o condicionamento simultâneo do esmalte e da dentina, podendo ser multi-frasco (quarta geração) ou um frasco (quinta geração) **(Peter Ernst *et al.*, 2004)**.

O pré-tratamento com ácido fosfórico é utilizado para remover a camada de smear layer, desmineralizando a dentina até uma profundidade entre 5.0pm e 7.5pm. A superfície é deixada ligeiramente húmida e, em seguida, é aplicado um primário em várias camadas e depois seco ao ar, seguido de um agente de ligação.

O efeito do ácido na dentina é dramático, uma vez que abre os túbulos dentinários e remove o componente mineralizado da superfície da dentina.

Assim, a parte proteica (orgânica) da dentina, a rede de fibras de colagénio, fica completamente sem suporte, literalmente a flutuar na água de enxaguamento.

Se a superfície for seca ao ar, a superfície suave desmineralizada colapsa e forma uma película orgânica impermeável que impede efetivamente a absorção da resina.

Por conseguinte, os sistemas de condicionamento total exigem que a superfície seja deixada húmida até que o primário possa suportar e reexpandir as fibrilas de colagénio antes da colagem **(Kanca, 1991).**

b. Sistema autocondicionante

O segundo meio de ligação à dentina é designado por "autocondicionante" porque os primários são suficientemente ácidos para penetrar, mas não removem a camada de smear layer sem um passo adicional de ácido fosfórico.

O primário é deixado atuar durante 20 segundos e seco sem enxaguar. Estes primários destinam-se a ser utilizados em dentina seca, uma condição clínica que é mais fácil de estabelecer do que "húmida", mas não demasiado "molhada". Uma vez que não há descalcificação, a porção proteica da superfície da dentina permanece totalmente suportada durante todo o procedimento, evitando assim a barreira orgânica que pode ocorrer numa superfície demasiado seca, bem como as alterações de fase que ocorrem numa superfície demasiado húmida **(Terry & Leinfelder, 2004).**

c. Sistema autoadesivo tudo-em-um

Sistema adesivo dentário tudo-em-um que se insere na família dos materiais adesivos autocondicionantes. A mesma solução serve de condicionador, primário e adesivo.

Dependendo da agressividade do condicionamento ácido, os sistemas auto-condicionantes dividem-se em adesivos fortes, suaves e intermédios **(Masafumi *et al.*, 2005; Uekusa, 2006)**.

- **Auto-adesivos fortes**

Têm PH o 1 ou inferior. O mecanismo de ligação subjacente baseia-se principalmente na difusão, semelhante à abordagem "etch and rinse". Apresentam valores baixos de resistência de união devido à elevada acidez inicial e ao solvente residual (água) que permanece na interface adesiva **(Surbhi *et al.*, 2011)**.

- **Autoadesivo suave**

Têm um PH de cerca de 2. Desmineralizam a dentina apenas a uma profundidade de 1 pm, mantendo a hidroxiapatite residual ligada ao colagénio. A propriedade mais fraca é o seu potencial de ligação ao esmalte **(Surbhi *et al.*, 2011)**.

- **Autoadesivo de resistência intermédia**

Têm um PH de cerca de 1,5. Podem ser de dois passos ou de passo único. Uma comparação da percentagem média da pontuação alfa não revelou qualquer diferença entre as categorias de sistemas de ligação "etch and rinse", "self-etch and primer" e "self-etch adhesive", exceto no que diz respeito à adaptação marginal, em que o sistema "etch and rinse" foi considerado superior ao adesivo "self-etch" **(Kurokawa *et al.*, 2007; Krithikadatta, 2010)**.

Os primários autocondicionantes incorporam uma quantidade significativa de água como solvente, de modo a promover a ionização dos monómeros ácidos. Após a evaporação do solvente, a camada adesiva pode ser muito fina e, por conseguinte, as propriedades mecânicas podem ser baixas. Além disso, foi encontrada uma zona de dentina desmineralizada abaixo da camada híbrida formada por primers autocondicionantes, que não é totalmente protegida pelo adesivo, o que pode comprometer a resistência da união **(Aguilar-Mendoza, 2008)**.

O aumento da resistência de união obtido com o aumento do número de camadas consecutivas de adesivos (até três camadas de total-etch e duas camadas de self-etch) sugere que esta técnica pode ser útil em todos os sistemas de total-etch e self-etch **(Mandava *et al.*, 2009)**.

1.4.3 Colagem do esmalte

Os alicerces da medicina dentária adesiva moderna foram lançados em 1955, quando Buonocore relatou que os ácidos podiam ser utilizados para alterar a superfície do esmalte para "torná-la mais recetiva à adesão" **(Buonocore, 1955)**. Baseando o seu trabalho na utilização industrial comum do ácido fosfórico para melhorar a adesão de tintas e revestimentos acrílicos a superfícies metálicas,

Buonocore descobriu que a resina acrílica podia ser ligada ao esmalte humano que foi condicionado com 85% de ácido fosfórico durante 30 segundos.

Ele previu que esta técnica de "ligação" poderia ser utilizada em vários procedimentos dentários, incluindo restaurações de Classe III e Classe V e selantes de fossas e fissuras. A colagem do esmalte não se tornou amplamente utilizada até mais de 20 anos após a primeira publicação de Buonocore sobre o tema.

No entanto, a técnica é agora comum e revolucionou a prática da dentisteria de restauração, bem como disciplinas relacionadas, como a dentisteria estética, preventiva e pediátrica e a ortodontia **(Swift, 2002)**.

1.4.4.1 Problemas de adesão à dentina

O interesse na adesão de materiais de restauração à dentina é, de facto, anterior ao relatório de Buonocore, de 1955, sobre o condicionamento e a adesão ao esmalte **(McLean & Kramer, 1952)**. No entanto, a adesão de resinas à dentina é muito mais difícil e menos previsível do que a adesão ao esmalte. A dentina não só tem uma estrutura histológica mais complexa do que o esmalte, como também varia mais consoante a localização. Em média, o esmalte é 92% de hidroxiapatite inorgânica por volume, e a dentina é apenas 45% inorgânica.

Contém numerosos canais ou túbulos cheios de fluido que vão desde a polpa até à junção dentino-esmalte (DEJ). A área relativa de dentina ocupada por túbulos diminui em direção à DEJ de aproximadamente 45.000 por mm2 na polpa para cerca de 20.000 por mm^2 na DEJ na dentina coronal. Os investigadores calcularam que os túbulos ocupam 22%-28% da área da secção transversal perto da polpa e apenas 1%-4% perto do esmalte **(Pashley, 1996; Heymann & Bayne, 1993)**.

Quando os materiais são colados à dentina exposta durante a preparação do dente, a complexidade inerente da morfologia da dentina é ainda mais complicada pela formação de uma "smear layer" **(Eick *et al.*, 1970).** A "smear layer" consiste em detritos que são polidos contra a superfície da dentina e a ela se ligam durante a instrumentação. Dependendo em parte do tipo de instrumento de corte utilizado, a smear layer tem tipicamente apenas 0,5-5,0 pm de espessura, mas oclui os orifícios dos túbulos dentinários.

Embora a smear layer actue como uma "barreira de difusão" que diminui a permeabilidade dentinária, também pode ser considerada uma obstrução que impede a resina de atingir o substrato dentinário subjacente **(Pashley *et al.*, 1981)**. A dentina tem uma resistência natural ao fluxo de fluidos dentro dos túbulos. Os três componentes e as quantidades relativas da resistência da dentina são

1. **Resistência pulpar**, proveniente dos odontoblastos e dos seus processos dentro dos túbulos, representando 7,5 por cento da resistência total da dentina.

2. **Resistência intratubular**, proveniente da presença de colagénio, representando 6,3 por cento da resistência total da dentina.

3. **Resistência de superfície**, proveniente de uma camada de smear layer intacta, ou tags de resina bem hibridizados na dentina ligada, representando a maior parte (86%) da resistência total da dentina ao fluxo de fluido **(Pashley *et al.*, 1996*)*.**

1.4.4.2 Colagem de dentina

A camada de smear layer que se desenvolve após a preparação do dente, oclui os túbulos dentinários e reduz a permeabilidade. Assim, os agentes de ligação à dentina podem funcionar se a smear layer for completamente removida, expondo assim os túbulos dentinários às resinas de ligação, ou, se um adesivo for capaz de se difundir na smear layer, utilizando-a para criar a zona híbrida **(Pashley & Carvallo, 1997)**.

1.4.4.3 Colagem a seco e colagem húmida

Parece que o grau de humidade da superfície que é ótimo para uma adesão ideal à dentina varia muito entre os produtos comerciais. Não existe uma resposta simples para a questão do que é "demasiado húmido" ou "demasiado seco". Assim, os produtos total-etch são sensíveis à técnica. Quando utilizados em laboratório em superfícies de dentina planas, é possível obter uma "humidade" de superfície relativamente uniforme. Clinicamente, no entanto, há uma tendência para secar demasiado a parede pulpar ou axial de cavidades complexas e para acumular água nos ângulos da linha axial-gengival, deixando a superfície da dentina com um grau de humidade não uniforme e uma infiltração de resina não uniforme. O pavimento gengival das caixas proximais é frequentemente demasiado húmido para conseguir uma adesão perfeita, levando a microinfiltração e sensibilidade clínica nessas áreas **(Pashley, 2003).**

Outro grande avanço na técnica de ligação à dentina que ocorreu no início dos anos 90 foi a técnica de ligação "húmida" (ou molhada) desenvolvida por Kanca **(Kanca, 1991; Kanca, 1996)**.

Alguns fabricantes formularam os primários de dentina em acetona, enquanto outros utilizaram etanol ou água. Mais recentemente, os componentes do primário foram misturados com adesivos num único frasco para reduzir o número de passos de colagem.

No entanto, um passo separado de condicionamento ácido ainda é necessário nestas técnicas de ligação húmida "total-etch". Isto é seguido pela aplicação de 2 camadas de agente de ligação à dentina húmida.

A primeira camada tem o mesmo objetivo que o primário original. Remove grande parte da água residual e começa a infiltrar os monómeros adesivos na dentina condicionada com ácido. Se a superfície da dentina condicionada com ácido estiver demasiado húmida, podem ocorrer mudanças de fase.

Geralmente, quando a segunda camada de agente de ligação é aplicada, os monómeros frescos e o seu solvente redissolvem os glóbulos de resina, deixando uma película mais homogénea.

Antes da introdução desta técnica, os clínicos faziam rotineiramente o condicionamento ácido, enxaguavam e secavam os preparos cavitários antes da colagem. O que não era reconhecido nessa altura era que, enquanto a dentina mineralizada normal podia ser seca sem encolher, a dentina condicionada com ácido não podia ser seca sem uma redução de dois terços do volume **(Carvalho *et al.*, 1996)**.

Isto deve-se ao facto de a rigidez da dentina mineralizada ser de 19.000 MPa, enquanto a rigidez da matriz de dentina condicionada com ácido é de 1 MPa. A matriz de dentina condicionada com ácido está literalmente a flutuar na água de lavagem. Se essa água for evaporada por secagem ao ar, a rede de fibrilas de colagénio colapsa numa película orgânica relativamente impermeável que interfere com a infiltração da resina **(Pashley, 1993)**.

Os tags de resina ainda podiam ser formados e proporcionavam alguma retenção de resina, mas a hibridização da dentina entre os túbulos (ou seja, dentina intertubular) não podia ocorrer.

Isto deixou fibrilhas de colagénio nuas na camada condicionada com ácido que poderiam hidrolisar lentamente e resultar na formação de fendas entre a resina e a dentina. Kanca descobriu que se alguma água residual fosse deixada na dentina condicionada com ácido, a resistência de união poderia ser duplicada **(Kanca, 1991; Pashley,1992)**.Observações semelhantes foram feitas independentemente no Japão por Sugizaki **(Sugizaki, 1991).**

Uma cuidadosa microscopia eletrónica de varrimento realizada por Gwinnett **(Gwinnett, 1992; Gwinnett, 1994),** revelou que a ligação húmida criou camadas híbridas mais espessas (isto é, mais absorção de resina em superfícies gravadas) do que a ligação seca. No entanto, a aplicação de acetona ou etanol como forma de remover a água da malha de fibrilas de colagénio húmida é apenas parcialmente eficaz.

A água difunde-se frequentemente para os solventes orgânicos tão rapidamente que os monómeros já não podem permanecer dissolvidos nos solventes. Estes sofrem alterações de fase que podem levar a baixas resistências de ligação devido à formação de glóbulos de resina **(Tay *et al.*, 1996)** e à má formação de etiquetas de resina.

Este facto resulta frequentemente, do ponto de vista clínico, em sensibilidade pós-operatória **(Gwinnett, 1994).**

1.4.5 Cimentos dentários

Na literatura, embora os termos "cimento", "cimentação" e "união" tenham significados diferentes, têm sido frequentemente empregues como termos intercambiáveis. A cimentação refere-se a um mecanismo em que ocorre um bloqueio micromecânico entre os objectos a unir. Ligação é um termo que implica que ocorre uma interação química ou física entre as duas superfícies a serem atraídas. Cimento é um termo genérico para um meio de união que proporciona adesão e/ou bloqueio micromecânico entre as duas superfícies a serem ligadas **(Simon & de Rijk, 2006)**.

De um modo geral, uma descrição genérica correcta do material que estabelece a ligação entre o material de restauração e a preparação do dente (ou pilar do implante) deve ser "cimento dentário".

De acordo com a longevidade esperada da restauração, os cimentos dentários podem ser divididos em 2 grupos: cimentos provisórios (temporários) e cimentos definitivos. Todos os cimentos definitivos podem ainda ser separados em 2 subgrupos: cimentos de cimentação e cimentos de ligação. Atualmente, existem 4 tipos de cimentos de cimentação comummente utilizados, incluindo o cimento de fosfato de zinco, o cimento de policarboxilato de zinco, o cimento de ionómero de vidro convencional e o cimento de ionómero de vidro modificado por resina. O único tipo de cimento de ligação é o cimento de resina, que é composto por diferentes subtipos **(Hao Yu *et al.*, 2014).**

1.4.5.1 Cimento resinoso

Os cimentos de resina são um tipo de compósito constituído por uma matriz de resina e partículas inorgânicas de carga **(Eskimez & izgi, 2008)**. A ligação entre a matriz de resina e as cargas é criada através de um agente de inter-fase. Este agente de inter-fase consiste em silanos de moléculas de cadeia longa, dos quais a sílica orgânica é um componente. Isto significa que os cimentos resinosos são constituídos por três fases estruturalmente diferentes: a fase orgânica, a fase inorgânica e a interfase **(Zaimoglu & Protezler, 2004).**

Com uma estrutura de enchimento e viscosidade mais baixas no seu contexto, diferem dos compósitos de restauração **(Eskimez & izgi, 2008)**.

Num grande número de cimentos de resina, existem partículas de vidro ou de sílica que variam entre os rácios de 20%-80% **(Hill, 2007).** As partículas de sílica reforçam as qualidades mecânicas da mistura, permeiam e difundem a luz

(Zaimoglu & Protezler, 2004).

Estas cargas permitem que o cimento seja mais resistente às forças de compressão e de tração e tenha uma baixa solubilidade **(Diaz-Arnold *et al.*, 1999).**

Relativamente ao tamanho da carga, os cimentos de resina composta são classificados em dois grupos: com micro carga (cerca de 0,04 pm) e compósitos híbridos (cerca de 0,7-1,7 iim) **(Shinkai *et al.*,2001)**. Os investigadores in-vitro analisaram o efeito das partículas de enchimento no interior do cimento resinoso sobre as atribuições físicas do cimento. Foi detectado que, em comparação com os cimentos resinosos que contêm enchimento de tipo híbrido, os cimentos resinosos com microenchimentos têm maior resistência ao desgaste **(Christensen, 2007).**

As vantagens exibidas pelos cimentos de resina são a baixa solubilidade, a elevada ligação à estrutura dentária e à porcelana e a elevada resistência **(Mojdeh *et al.*, 2012)**

A compatibilidade biológica e as qualidades físicas dos cimentos de resina não dependem apenas da qualidade e da quantidade dos diferentes polímeros e materiais inorgânicos no seu interior, mas estão também intimamente relacionadas com o mecanismo de cura da resina **(Attar *et al.*, 2003)**

Os cimentos de resina serão categorizados de acordo com os seus mecanismos de polimerização em fotopolimerizáveis, de polimerização dupla e de polimerização química. Para além disso, os cimentos de resina também serão categorizados pelo seu sistema adesivo, que permite que o cimento adira à estrutura do dente: total-etch, self-etching e self-adhesive, que estão resumidos na **tabela (1-2)**.

Os cimentos de cimentação também podem ser classificados em três subgrupos:

- cimentos de resina total etch
- cimentos de resina auto-condicionantes

Cimentos de resina auto-adesivos que não requerem qualquer condicionamento prévio da estrutura dentária **(Radovic *et al*, 2008; Burgess *et al.*, 2010)**. Os quais já foram discutidos anteriormente.

Table (1-2): Resin cement classification according to curing method (Ashanti et al, 2013)			
Resin cement	**Curing method**	**Indications**	**Characteristics**
Light cure	Have photoinitiators, mainly camphorquinone, which is activated by light from the light-curing unit	esthetic restorations, Such as ceramic Veneers, inlays and onlays. • metal-free restorations	• Increased Working time • Decreased color instability • easier manipulation
Self-cure	Completely cured with a chemical reaction,	• Cementing metal or opaque ceramics Metal-free restorations.	• Ease of use Bond strength • Few varieties of available shade and translucency
Dual cure	They are capable of being cured by both chemical (self-cure initiators) and light (photoinitiators)	ceramic that is too thick or too opaque for complete light transmission through it • Endodontic post • Metal restorations	• higher values of hardness were reported for the dual-cure resin cements than for the light-cured luting composites, because of their higher degree of polymerization

1.5 Estudos de falhas de folheados laminados

1.5.1 Falha na preparação

A primeira década do novo milénio trouxe os estudos relativos ao desenho da preparação dos dentes para facetas de porcelana, principalmente em termos de possíveis falhas clínicas ao longo da vida útil. Interessantes, mas um tanto confusos, foram os resultados do estudo que enfatizou a importância da combinação da linha de acabamento cervical em ponta de faca com o desenho da borda incisal "sobreposta", que produziu as menores tensões de tração na porcelana e no cimento compósito em comparação com os outros desenhos recomendados **(Seymour *et al.*, 2001)**.

Em **2005, Al-Huwaizi efectuou** um estudo sobre a análise de elementos finitos do efeito de diferentes designs de margens e posições de carga na concentração de tensões em facetas de porcelana, utilizando um modelo de elementos finitos bidimensional. Em seguida, a localização e a magnitude das tensões máximas de Von Mises e de corte foram calculadas no revestimento de porcelana.

Os resultados postularam que a tensão se concentrou mais na linha de acabamento de topo do que nas linhas de acabamento de chanfro profundo e chanfro. O stress concentrou-se mais na porção incisal do que na porção cervical da faceta de porcelana. A carga incisal exerceu mais stress do que a força de ligação do agente de ligação, e mais do que a carga cervical e do terço médio.

A melhor distribuição de tensões formou-se em torno da linha de acabamento do chanfro profundo. A falha clínica é inevitável na linha de acabamento de topo e na carga incisal. A fratura do bordo incisal da faceta de porcelana pode dever-se à descolagem do agente de ligação ao esmalte e posterior fratura da faceta de porcelana **(Al-Huwaizi, 2005).**

Akoglu e **Gemalmaz**, em **2011,** examinaram a carga de fratura de facetas de cerâmica com diferentes desenhos de preparação. O estudo utilizou setenta e cinco incisivos centrais maxilares humanos extraídos, intactos, que foram preparados de acordo com cinco desenhos de preparação, como se segue: (1) Redução incisal de 2 mm, preparação inteiramente em esmalte; (2) Redução incisal de 4 mm, preparação inteiramente em esmalte; (3) Redução incisal de 2 mm, preparação inteiramente em dentina; (4) Redução incisal de 4 mm, preparação inteiramente em dentina; e (6) Dentes intactos e não restaurados como controlo. As facetas de cerâmica foram fabricadas com o IPS Empress (Ivoclar Vivadent AG, Schaan,

Liechtenstein). As facetas foram carregadas até à fratura, num ângulo de 90° em relação à superfície lingual do dente de teste, após o processo de termociclagem. Descobriram que as facetas de cerâmica com desenhos de preparação inteiramente em dentina com uma redução incisal de 4 mm produziram cargas de fratura mais baixas do que as preparadas com uma redução incisal de 2 mm. As facetas com uma redução incisal de 2 mm exibiram uma resistência à fratura semelhante à dos dentes intactos para desenhos de preparação fornecidos tanto em esmalte como em dentina.

1.5.2 Falha de material

Como é que facetas finas feitas de materiais cerâmicos frágeis sobrevivem nas condições do ambiente oral durante muito tempo é a questão que tem sido colocada por todas as profissões. O que é seguramente conhecido é a informação de que as facetas de porcelana podem falhar clinicamente devido ao desenvolvimento de falhas na superfície das restaurações **(Magne e Douglas, 1999c)**. As imperfeições superficiais actuam como uma fonte potencial de iniciação de fissuras mais profundas. As microfissuras e o local de concentração de tensões podem ser inerentes à porcelana ou podem ocorrer durante os procedimentos laboratoriais e clínicos (fabrico da PV, tratamento pré-cimentação, cimentação). O crescimento lento das fissuras nas pontas das falhas superficiais é óbvio no ambiente húmido devido à hidrólise das ligações de silicato **(Anusavic & Lee, 1989)**. Mas, da mesma forma, as falhas superficiais podem expandir-se em resultado das tensões induzidas pelas variações térmicas dos alimentos e bebidas ingeridos todos os dias (ocorreriam 10 termociclos extremos por dia). Uma grande falha na superfície da porcelana pode transformar-se em fratura prematura, se as diferenças de temperatura forem maiores, bem como as tensões de tração impostas **(Addison *et al.*, 2003)**.

Em **2014, Chunling *et al.*** estudaram as influências da espessura da faceta de porcelana e da espessura do substrato de esmalte nas cargas necessárias para causar a fratura inicial e a falha catastrófica das facetas de porcelana.

O estudo foi efectuado através de um modelo de espécimes de facetas de porcelana discoide de espessura variável que foram coladas às superfícies faciais achatadas dos incisivos, envelhecidas artificialmente e carregadas até à falha com uma pequena esfera. Os eventos individuais de fratura foram identificados e analisados estatisticamente e fractograficamente.

Os resultados foram eventos de fratura que incluíram fissuras Hertzianas iniciais, fissuras radiais intermédias e falha catastrófica grosseira.

O aumento da espessura da porcelana, do esmalte e da sua combinação teve efeitos semelhantes, aumentando substancialmente a resistência à falha catastrófica, mas também diminuiu ligeiramente a resistência à fissuração Hertziana inicial. Os dados fractográficos e numéricos demonstraram que a porcelana e o esmalte dentário se comportaram de uma forma notavelmente semelhante. À medida que a espessura da porcelana, a espessura do esmalte e a sua espessura combinada aumentavam, as cargas necessárias para produzir a fratura inicial e a falha catastrófica aumentavam substancialmente. As facetas de porcelana resistiram a danos consideráveis antes da falha catastrófica.

Assim, o aumento da espessura do esmalte, o aumento da espessura da porcelana e o aumento da espessura combinada do esmalte e da porcelana aumentaram profundamente as cargas de rotura necessárias para provocar uma rotura catastrófica. O esmalte e a porcelana feldspática comportaram-se de forma semelhante. Inicialmente, ocorreram danos por contacto com a superfície. A falha catastrófica final seguiu-se à fissuração radial por flexão. As facetas de porcelana coladas foram altamente tolerantes aos danos **(Chunling *et al.*, 2014)**.

1.5.3 Falha de microfugas

A adaptação e integridade marginal, bem como a resistência à microinfiltração, são elementos importantes para o sucesso clínico das facetas de porcelana. A fuga marginal envolve a percolação de fluidos e a invasão de diferentes enzimas, ácidos e bactérias. A percolação é o resultado da incompatibilidade do coeficiente de expansão térmica (CTE) entre a estrutura dentária e os materiais de restauração e da retração de cura dos cimentos de cimentação **(Tjan *et al.*, 1989).** A ligação porcelana-compósito pode ser comprometida pela expansão hidroscópica do cimento resinoso ou pela hidrólise do silano **(Sorensen *et al.*, 1991; Obradovic-Duricic *et al.*, 2011)**.

Estudos, utilizando isótopos radioactivos (CaCl2, pH 7), indicam que o tipo de preparação da margem incisal afecta as características da microinfiltração na linha de acabamento incisal. O preparo de facetas em janela tem maior potencial preventivo na diminuição da microinfiltração na margem incisal do que a modalidade sobreposta. No entanto, as microinfiltrações cervicais foram de grau semelhante nas duas diferentes margens incisais testadas **(Hekimoglu *et al.*, 2004)**.

Em **2006,** um estudo realizado por **Ibarra *et al. testou*** a hipótese de que a aplicação de um novo cimento resinoso autoadesivo, utilizado como agente de cimentação, resultaria numa boa integridade marginal das facetas cerâmicas à dentina, bem como ao esmalte, sem condicionamento prévio da superfície dentária ou em combinação com outros sistemas adesivos que condicionam previamente o esmalte e a dentina. Em suma, a hipótese testada foi a de que a microinfiltração do novo cimento de cimentação autoadesivo é semelhante à de um cimento resinoso convencional, aquando da colagem de uma faceta de porcelana ao esmalte e à dentina. Trinta e seis pré-molares receberam uma preparação de faceta que se estendia até à dentina. As facetas de cerâmica de vidro prensada reforçada com leucite (Empress 1) foram cimentadas seguindo as instruções do fabricante, de acordo com os seguintes grupos de tratamento (n = 9): (1) Variolink-Excite Ivoclar-Vivadent (grupo de controlo), (2) Unicem + Single Bond 3M-ESPE, (3) Unicem + Adper Prompt L-Pop 3M-ESPE, (4) Unicem 3M-ESPE . Após 24 horas de armazenamento a 37° C, os dentes foram termociclados (2000 ciclos) a 5 e 55° C, imersos em nitrato de prata amoniacal durante 24 horas, colocados numa solução de revelação durante a noite e seccionados com uma serra de baixa velocidade. Foram obtidas três secções longitudinais de 1 mm de cada dente e avaliadas quanto a fugas com um microscópio (1* a 4*). Foi utilizado um software de imagiologia para medir a penetração do corante ao longo das superfícies da dentina e do esmalte.

A análise estatística revelou que, na dentina, o grupo 4th tinha uma fuga significativamente menor do que os grupos 2nd e 3rd , mas não era diferente do grupo 1st ; no esmalte, o grupo 4th tinha valores de fuga significativamente maiores do que os grupos com adesivos.

O selamento do cimento autoadesivo à base de resina é comparável aos cimentos que utilizam adesivos para selar a dentina, enquanto que este cimento parece beneficiar da utilização de um condicionador convencional, como o ácido fosfórico, ou de um sistema adesivo autocondicionante forte quando cimentado ao esmalte. Devido à excessiva microinfiltração do esmalte observada neste estudo quando o cimento autoadesivo foi utilizado isoladamente, os autores não recomendam a sua utilização para a cimentação de facetas cerâmicas. A hipótese testada foi rejeitada para os substratos de esmalte (**Ibarra et al., 2006**).

Em **2013, Faus-Matosesa & Sola-Ruizb** compararam a microinfiltração marginal em restaurações de facetas de porcelana após o acabamento dentário utilizando dois tipos de instrumentos para testar a hipótese de que a microinfiltração será menor quando os dentes são preparados com brocas oscilantes sónicas do que quando preparados com brocas rotativas de alta velocidade.

Cinquenta e seis incisivos centrais superiores humanos extraídos foram seleccionados e divididos aleatoriamente em dois grupos. As amostras do grupo 1 foram submetidas a acabamento dentário utilizando brocas de diamante rotativas de alta velocidade, enquanto o grupo 2 utilizou brocas de diamante oscilantes sónicas. A preparação da chanfradura bucal foi efectuada em ambos os grupos. Quarenta e oito das amostras (24 por grupo) foram restauradas com facetas de cerâmica IPS Empress. O azul de metileno a 2% foi utilizado para avaliar a microinfiltração na interface dente/acetábulo de compósito. Os dentes foram seccionados longitudinalmente em três partes e a microinfiltração foi medida em dois pontos - cervical e incisal - em cada secção. Antes da colagem, quatro dentes por grupo foram submetidos a um exame SEM. A avaliação da microinfiltração na margem cervical da dentina mostrou um valor de 10,5% no grupo 1 e 6,6% no grupo 2, o que foi estatisticamente diferente. A microinfiltração incisal foi de 1,3% para o grupo 1 e 1,2% para o grupo 2, o que não foi significativamente diferente. A MEV revelou diferentes padrões de textura superficial em ambas as áreas, de acordo com o instrumento utilizado. O grupo 1 exibiu sulcos de abrasão horizontais paralelos com um efeito fresado e camadas de esfregaço espessas; o grupo 2 mostrou erosão abrasiva, depressões perpendiculares descontínuas e camadas de esfregaço finas.

Assim, as preparações dentárias terminadas com brocas sónicas produziram significativamente menos microinfiltração na área de dentina cervical de restaurações de facetas coladas. Não foram encontradas diferenças na área do esmalte incisal **(Faus-Matosesa & Sola-Ruizb, 2013)**.

1.5.4 Falha de aderência

Um estudo realizado em **2013,** por **ozturk** ***et al***. para avaliar a resistência ao cisalhamento de facetas laminadas de porcelana em 3 superfícies diferentes por meio de esmalte, dentina e complexo enameldentina. Foram utilizados 135 dentes centrais maxilares humanos extraídos, e os dentes foram divididos aleatoriamente em 9 grupos. Os dentes foram preparados com 3 níveis diferentes para a colagem das superfícies de esmalte (E), dentina (D) e complexo esmalte-dentina (E-D). Discos de porcelana (IPS e.max Press, Ivoclar Vivadent) de 2mm de espessura e 4mm de diâmetro foram cimentados às superfícies dentárias usando um sistema adesivo fotopolimerizável de acordo com as instruções do fabricante. O teste de resistência de união ao cisalhamento foi efectuado numa máquina de testes universal até à falha da união. Os modos de falha foram determinados sob um estereomicroscópio, e as superfícies de fratura foram avaliadas com um microscópio eletrónico de varrimento. Os dados foram analisados estatisticamente: o grupo de preparações de dentina apresentou o valor mais baixo de resistência de união. O grupo de preparações de esmalte apresentou o valor mais elevado de resistência de união.

O tipo de estrutura dentária afectou a resistência de união ao cisalhamento das facetas laminadas de porcelana aos 3 tipos diferentes de estruturas dentárias (esmalte, dentina e complexo esmalte-dentina). Quando é necessária a exposição da dentina durante a preparação, deve ser protegido o máximo possível o esmalte sólido para manter uma boa união; para obter a máxima resistência de união, as margens da preparação devem ser em esmalte sólido.

Um estudo realizado em **2010** por **yu-sung ch & Li-ho ch teve como** objetivo determinar as diferenças na resistência ao cisalhamento da dentina humana utilizando a técnica de selamento imediato da dentina (IDS) em comparação com o selamento retardado da dentina (DDS).

Quarenta molares humanos extraídos foram divididos em 4 grupos com 10 dentes cada. O grupo de controlo foi fotopolimerizado após a aplicação do agente de ligação à dentina (Excite® DSC) e cimentado com o cimento resinoso Variolink® II. IDS/SE (selamento imediato da dentina, Clearfil™ SE (adesivo autocondicionante)) e IDS/SB (selamento imediato da dentina, AdapterTM Single Bond 2 (adesivo de condicionamento total)) foram fotopolimerizados após a aplicação do agente de ligação à dentina, enquanto os espécimes DDS não foram tratados com qualquer agente de ligação à dentina. Os espécimes foram cimentados com o cimento resinoso Variolink® II. A resistência ao cisalhamento foi medida utilizando uma máquina de testes universal a uma velocidade de 5 mm/min e a avaliação da fratura foi feita utilizando um microscópio ótico.

As resistências médias de união ao cisalhamento do grupo de controlo e do grupo IDS/SE não foram estatisticamente diferentes entre si. A resistência de união do grupo IDS/SE teve uma média significativamente mais elevada do que a do grupo DDS. Não houve significância na média da resistência de união ao cisalhamento entre os grupos IDS/SB e DDS. A avaliação dos padrões de falha indica que a maioria das falhas no grupo de controlo e nos grupos IDS/SE foram mistas, enquanto que as falhas no grupo DDS foram interfaciais. Ao preparar os dentes para uma restauração cerâmica indireta, a IDS com Clearfil™ SE Bond resulta numa melhor resistência de união ao cisalhamento em comparação com a

DDS.

Um estudo realizado em **2015** por **Lambade *et al*.** avaliou comparativamente a ligação adesiva de agentes de cimentação de resina de cura dupla com material cerâmico de dissilicato de lítio.

As facetas laminadas de porcelana foram preparadas com material cerâmico de dissilicato de lítio, ou seja, IPS Empress II (E-Max Press). Estes laminados foram colados com RelyX ARC, Panavia F 2.0, Variolink II, Duolink e Nexus NX3. Os laminados de porcelana foram condicionados com ácido fluorídrico a 9,6% durante um minuto, lavados durante 15 segundos com uma seringa de três vias e secos durante 15 segundos com uma seringa de ar. O silano (Ultradent) foi aplicado com a ajuda da ponta do aplicador numa única camada e mantido sem perturbações durante um minuto. As superfícies preparadas dos pré-molares foram tratadas com ácido fosfórico a 37% (Prime dent) durante 15 segundos, bem enxaguadas e secas de acordo com as instruções do fabricante. O teste de ligação por cisalhamento foi realizado em todas as amostras com a máquina de testes universal (Instron U.S.A.). O estudo de microscopia eletrónica de varrimento foi realizado na interface fracturada de amostras representativas de cada grupo de agentes de revestimento.

A diferença na resistência de união pode ser interpretada como a diferença na resistência à fratura dos agentes de cimentação, aos quais foi aplicada uma carga de cisalhamento durante o teste de resistência de união ao cisalhamento. Neste estudo, o valor mais elevado de resistência de união ao cisalhamento foi obtido para o NEXUS NX3 e o mais baixo para o VARIOLINK II.

Este estudo permite inferir que a composição do agente de cimentação determina as características adesivas, para além do tratamento da superfície e da área da superfície de ligação.

1.5.5 Falha estética

Um estudo realizado em **2014,** por **Alhekir *et al.*** teve como objetivo investigar a associação da falha de facetas laminadas de porcelana com fatores relacionados ao paciente, ao material e ao operador. Esta pesquisa clínica envolveu 29 pacientes

(19 mulheres e 10 homens) e seus dentistas, incluindo estudantes de graduação e pós-graduação em odontologia e estagiários de odontologia. Dois questionários foram distribuídos para coletar informações dos participantes. Todos os pacientes foram examinados clinicamente. Os critérios de insucesso das facetas laminadas de porcelana incluíram alteração de cor, fissuração, fratura e/ou descolamento. Foi avaliado um total de 205 facetas laminadas de porcelana. Todas as restaurações foram fabricadas com IPS e.max Press e cimentadas com Variolink Veneer (Ivoclar Vivadent) ou cimento para facetas RelyX (3M ESPE).

As preparações estavam geralmente localizadas em esmalte (58,6%), e a maioria das facetas tinha um desenho sobreposto (89,7%). Dez pacientes (34,48%) apresentaram falhas nas facetas, mais frequentemente em termos de alteração de cor (60%). No geral, 82,8% dos pacientes estavam satisfeitos com as suas restaurações. Isto é, competências clínicas insuficientes ou experiência do operador resultaram na falha da restauração num terço dos pacientes.

Outro estudo realizado por **Korban & Mohammed, 2015** Usando as facetas de porcelana com dentes manchados ou descoloridos, tais como aqueles manchados por tetraciclina é confiável e pode ser uma escolha satisfatória para a restauração estética com Porcelain Laminate Veneers (PLV) com espessuras entre 0,50 mm e 1,00 mm **(Chen *et al*, 2005; Ishikawa-Nagai *et al.*, 2009; Chaiyabutr *et al.*, 2011).** O objetivo principal deste estudo foi avaliar o efeito das diferentes espessuras das facetas, tonalidades dos cimentos resinosos e termociclagem na cor final das facetas laminadas de porcelana utilizadas em estruturas descoloradas.

Um total de 48 discos foram confeccionados com blocos CAD/CAM de dissilicato de lítio (IPS e.max, Ivoclar, Buffalo, NY) de 0,50 mm e 1,00 mm de espessura. Um sistema de cimento de resina polimerizável leve (Variolink II base, Ivoclar Vivadent) com um total de duas cores foi usado para cimentação (opaco e branqueado). Cada disco de porcelana foi cimentado a blocos de resina composta de cor C4 com 5,0 mm de espessura. As alterações de cor nas subestruturas de porcelana após a cimentação foram examinadas com um espetrofotómetro SpectroShade e, em seguida, as amostras foram termocicladas durante 5000 ciclos.

Foi encontrada uma diferença significativa na comparação dos dois tons de cimento na cor final da restauração da faceta. A tonalidade opaca teve uma média significativamente mais baixa do que a tonalidade branqueadora. Também foram encontradas diferenças significativas na cor final da restauração na comparação de duas espessuras diferentes de cerâmica (0,50 mm e 1,00 mm). Não foram encontradas diferenças significativas na comparação entre a pré-termociclagem e a pós-termociclagem.

Como conclusão, a cor final das restaurações de facetas laminadas é afetada pela cor do cimento resinoso. Quando utilizado com diferentes espessuras, o cimento resinoso opaco tem um melhor efeito de mascaramento na cor final da restauração em comparação com o cimento resinoso branqueador.

A espessura da restauração tem um efeito direto na cor final da restauração. Uma espessura de cerâmica de 1,0 mm melhorou a cor final da restauração em comparação com a espessura de 0,5 mm. O envelhecimento acelerado (termociclagem) não teve um efeito significativo na cor das facetas laminadas cimentadas.

Os resultados deste estudo demonstrarão que a seleção cuidadosa da cor do cimento resinoso e/ou das espessuras dos PLVs são factores críticos na obtenção de uma estética óptima em restaurações de laminados de porcelana.

CAPÍTULO 2

Materiais e método

2.1 Materiais e equipamentos

2.1.1 Lista dos materiais utilizados no estudo:

Os materiais que foram utilizados neste estudo incluem os seguintes,

Ver (fig. 2-1):

1. Adição de material de moldagem de silicone à base de corpo ligeiro (Oranwash L,

Zhermack/clinical,Itay), Lote n.º (147080).

2. Dentes pré-molares superiores humanos extraídos sem cáries com duas raízes separadas (48 dentes).

3. Catalisador para silicone de condensação (gel indurente, Zhermack/clinical, Itália) Lote n.º (139468), Exp. 12-2015.

4. Conjunto de brocas para folheados de cerâmica (Keramik- veneers.de4388, Komet, Alemanha).

5. Monómero de resina acrílica de cura a frio (Vertex, Países Baixos), Lote. Não.

(XU081P03), exp. 07-2019.

6. Polímero de resina acrílica de cura a frio (Vertex, Países Baixos), lote n.º.

(XU081P05), exp. 05-2018.

7. Viscosidade da massa do material de impressão de silicone de condensação (Zeta plus/soft, Zhermack/clinical, Itália), Lote n.º (204289), Exp. 11-2017.

8. Água destilada desionizada (IRAQUE).

9. Pedra-pomes sem flúor (PD, Suíça), lote n.º (8274 GF), exp. 06.2017

10. Blocos CAD IPS e.max para Cerec e InLab, cor LT A1/C14

(Ivoclar/Vivadent, Liechtenstein, Alemanha) Lote n.º T46893, (Quadro 2-1).

11. Sistema de acabamento e polimento Optidiscs (Art. 4200/ Kit sortido geral, Kerr, Suíça).

12. Optrastick Refill (Ivoclar/Vivadent/clinical, Liechtenstein, Alemanha), lote n.º (SL9002), exp. 12-2015.

13. Marcador permanente Lumocolor; azul, verde e vermelho (Staedtler, Alemanha).

14. Taça de borracha para profilaxia (Pd, Suíça) Lote n.º 6438GE.

15. Meio de separação (vaselina, Unilever South Africa Ltd., África do Sul).

16. Cera para placa de base (SND, China) Lote n.º 1107.

17. Lâmina cirúrgica, China, Lote n.º 041006.

18. Pedra dentária de tipo IV (modelo de elite, Zhermack/técnica, Itália), lote n.º (188713), exp. 03-2017.

19. Cimento para folheados (escolha 2™, Bisco, EUA), n.º REF C-3900K, data de exp. Data: 042017.

- Cimento para folheados Choice 2™
- Escolha 2™ UNI-ETCH® com BAC (5g).
- Choice 2™ 9,5% de condicionador de porcelana.
- Primário cerâmico Choice 2™
- Choice2™ ALL-BOND3®
- Escolha 2™ Resina de ligação de porcelana.

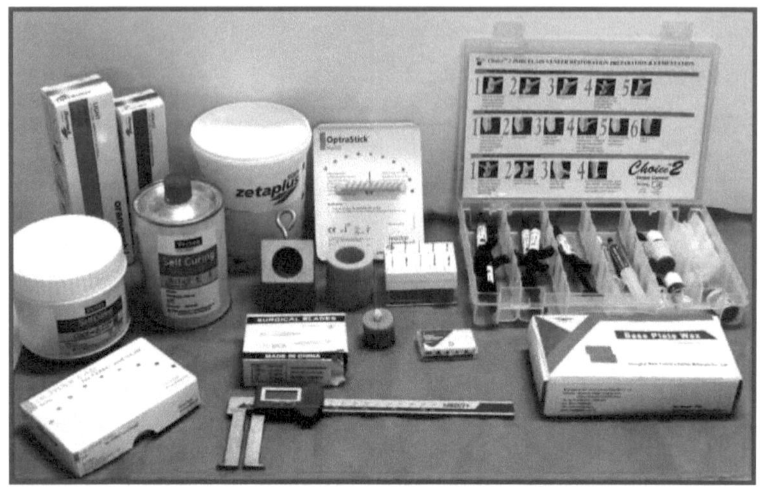

Figura (2-1) Alguns dos materiais utilizados no estudo

2.1.2 Lista de equipamentos:

1. Sistema CAD-CAM (CEREC, Sirona Dental System, Bensheim, Alemanha) (laboratório dentário High ceram, Bagdade).

- Scanner InEos Blue (Sirona Dental Systems, Bensheim, Alemanha).

- Sistema de fresagem CAD/CAM InLab MC XL (CEREC inLab 4.02, Sirona Dental Systems, Bensheim, Alemanha).

- Sirona InLab (software de construção)

2. Explorador dentário (DenTag, Itália).

3. Laboratório de prótese dentária Forno de sinterização de cerâmica (Ivoclar/Vivadent/technical, Liechtenstein, Alemanha).

4. Paquímetro digital (Insize, Áustria).

5. Escalador manual (DenTag, Itália).

6. Peça de mão da turbina de alta velocidade (NSK, Japão), Lote n.º

(M600LGM4)

7. Jelenko Inspetor dentário (Dentarum, Alemanha).

8. Sistema de fotopolimerização por luz LED (radii plus, SDI, Austrália).

9. Lupas de ampliação (2,5 X) (Songzi optics, China).

10. Lente de aumento com luzes.

11. Suporte metálico (feito por medida, IRAQUE).

12. Molde de borracha (feito por medida, IRAQUE).

13. Peça de mão contra-ângulo de velocidade lenta (NSK, Japão), lote n.º (EX203CM4).

14. Estereomicroscópio (MEIJI TECHNO CO. LTD, Japão).

Table (2-1): Manufacture scientific documentation for IPS e.max CAD	
Product	IPS e.max CAD
Manufacturer	Ivoclar/Vivadent, Germany
Block type	Lithium disilicate glass-ceramic for CAD\CAM
Chemicl Composition	SiO_2 (57 – 80)% Li_2O (11 – 19)% K_2O (0 – 13.5)% ZnO (0 – 8)% P_2O_5 (0 – 11)% ZrO_2 (0 – 8)% Additional components (0 – 12)% Colouring oxides
Flexural strength (Biaxial)	Etched surface 520 +/- 98 MPa Sandblasted Surface 232+/-18 MPa Sandblasted and etched surface 235 +/-25 MPa
Chemical solubility	40 ± 10 µg/cm2
Coefficient of thermal expansion	10.15 ± 0.4 10-6K (100 – 400 °C) 10.45 ± 0.25 10-6K-1 (100 – 500 °C)
Vicker's herdness	5800 ± 100 MPa
Modulus of elasticity	95 ± 5 GPa
Density	2.5 ± 0.1 g/cm³
Linear shrinkage during the tempering process	0.2%

2.2 Seleção e armazenamento dos dentes

Quarenta e oito primeiros pré-molares superiores com árvores de cárie, extraídos para fins ortodônticos, foram recolhidos em clínicas privadas e centros de saúde dentária e limpos de qualquer tecido mole aderente, depois foram raspados à mão e polidos com pedra-pomes sem flúor e armazenados em solução salina à temperatura ambiente até ao momento da experiência **(Abdo *et al.*,**

2012).

Os dentes foram seleccionados de acordo com vários critérios, a saber

- Dentes com anatomia oclusal normal de cúspides vestibulares e palatinas e fossas mesial e distal e duas raízes separadas **(Fig. 2-2 A & B)**.
- Dimensões faciais comparáveis de (7-8 mm) dimensões mesio-distais e (8,5-10 mm) dimensões ocluso-cervicais, medidas com o paquímetro digital **(Fig. 2-3 A & B) (Korkut *et al.*, 2011; Abdul Khaliq e Al-Rawi, 2014)**.
- Os dentes não têm restaurações nem fissuras, o que foi determinado visualmente por exame sob transiluminação de luz azul e os que apresentavam quaisquer defeitos foram excluídos do estudo **(Naser e Al-Zaka, 2013).**

Durante todas as fases da experiência, evitou-se a desidratação dos espécimes.

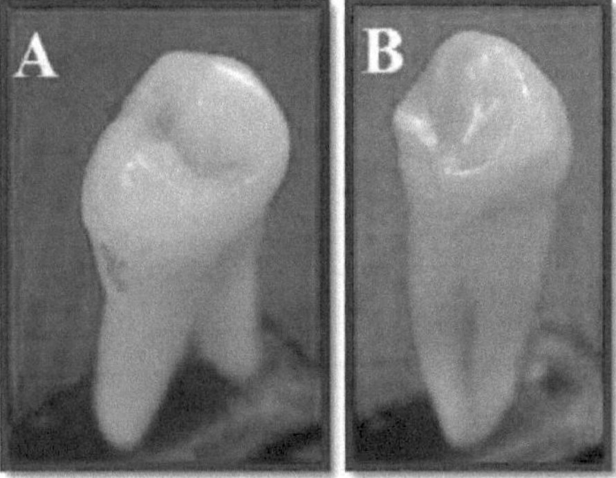

Figura (2-2): Seleção dos dentes: A. Dente com anatomia oclusal normal selecionado para o estudo, **B.** Dente com anatomia oclusal anormal excluído do estudo.

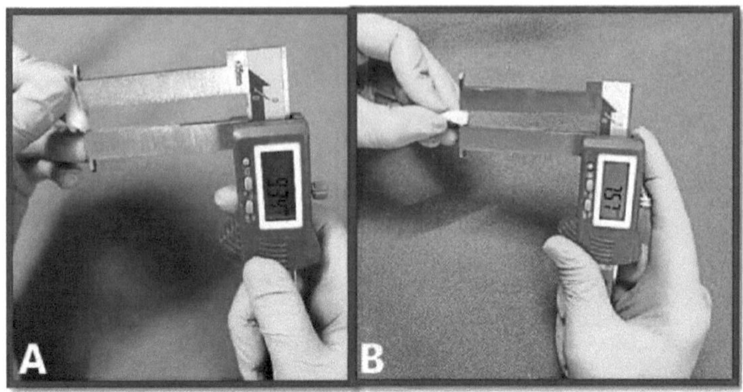

Figura (2-3) Medição das dimensões dos dentes: A.comprimento ocluso-cervical,

B. Largura mesio-distal.

2.3 Fixação dos dentes

Com a ajuda da haste de análise do topógrafo dentário (Jelenko Dental Surveyor, Dentarium, Alemanha), os dentes foram montados num molde de borracha especialmente concebido localmente (30 mm de altura x 30 mm de diâmetro) preenchido com acrílico de cura a frio (Vertex, Países Baixos). O centro da superfície oclusal de cada dente foi fixado ao braço verticalmente móvel da sonda com cera pegajosa, sendo o longo eixo do dente perpendicular ao centro do molde. Cada dente foi suspenso no centro do molde **(Fig. 2-4).**

Quando o eixo do dente foi posicionado corretamente, a resina acrílica foi vertida no molde e, antes de atingir a fase de massa, o dente foi inserido. Todos os espécimes foram embutidos até 2 mm apicalmente à JCE para simular a largura biológica natural **(Fig. 2-5) (Versluis *et al.*, 2011).**

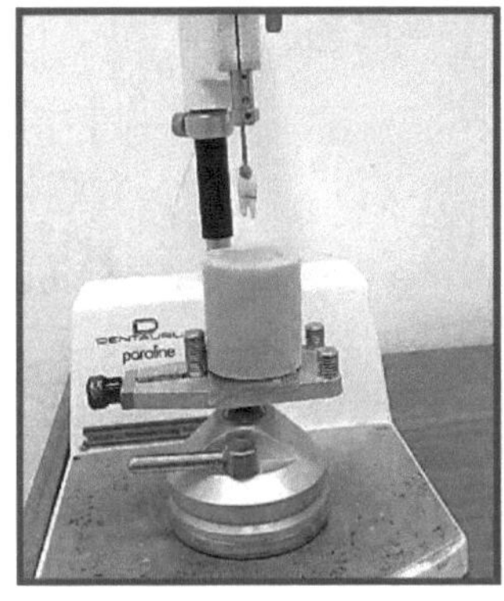

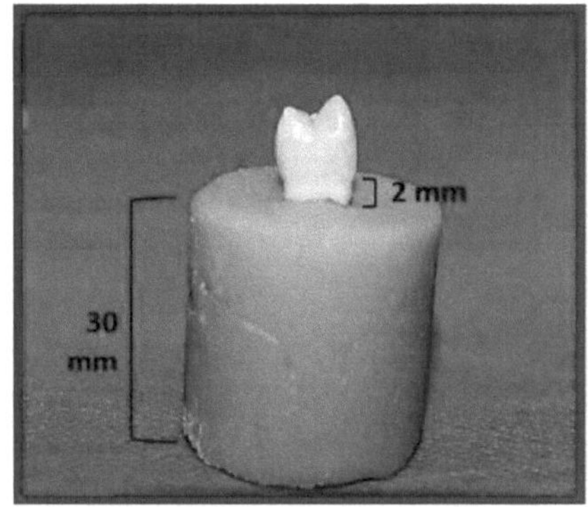

Figura (2-4) Montagem do dente Com a ajuda do topógrafo

Figura (2-5) Dente montado em JelenkoBloco de acrílico 2 mm apicalmente à JCE

2.4 Distribuição de amostras

Os dentes foram divididos aleatoriamente num grupo de controlo e em três grupos experimentais de doze dentes cada **(Fig. 2-6)**.

Grupo de controlo: dentes sãos deixados sem qualquer tratamento ou restauração

Grupo A: os dentes foram preparados com a preparação do invólucro oclusal dentro do esmalte com 0,5 mm de profundidade de preparação e foram restaurados com blocos CAD/CAM de cerâmica de dissilicato de lítio (IPS e.max CAD, Ivoclar/Vivadent, Alemanha), colados com o cimento Veneer (Choice™ 2,Bisco, EUA) conforme as instruções do fabricante.

Grupo B: os dentes foram preparados com uma preparação de envolvimento oclusal até uma profundidade de 1 mm com exposição da dentina e foram restaurados com blocos CAD/CAM de cerâmica de dissilicato de lítio (IPS e.max CAD, Ivoclar/Vivadent, Alemanha) e foram tratados como o selamento tardio da dentina com o cimento Veneer (Choice™2,Bisco, EUA).

- **Grupo C**: os dentes foram preparados com uma preparação de envolvimento oclusal até uma profundidade de 1 mm com exposição da dentina e foram restaurados com blocos CAD/CAM de cerâmica de dissilicato de lítio (IPS e.max CAD, Ivoclar/Vivadent, Alemanha) e foram tratados como selamento imediato da dentina com o cimento Veneer (Choice™2,Bisco, EUA).

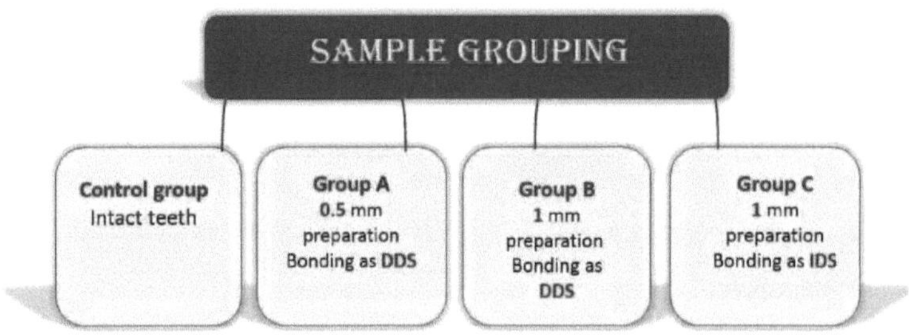

Figura (2-6) Agrupamento de amostras

2.5 Fabrico de índices de silicone

Um índice seccional feito de material de polivinilsiloxano (Zhermack, Itália) foi fabricado para cada dente do grupo experimental antes da preparação, de modo a poder avaliar a quantidade de redução do dente, uma vez que o índice pode ser substituído no dente.

O índice foi fabricado misturando a base e o catalisador da massa de condensação de silicone (Zhermack, Itália) de acordo com as instruções do fabricante, enrolado numa bola e pressionado sobre o dente e deixado até endurecer completamente.

Depois disso, a massa de silicone foi removida e seccionada longitudinalmente em secções de 2 mm de espessura na direção buco-palatina com uma lâmina cirúrgica n.º 2 (**Khatib *et al.*, 2009**), como se mostra na (**Fig. 2-7 A, B, C, D)**

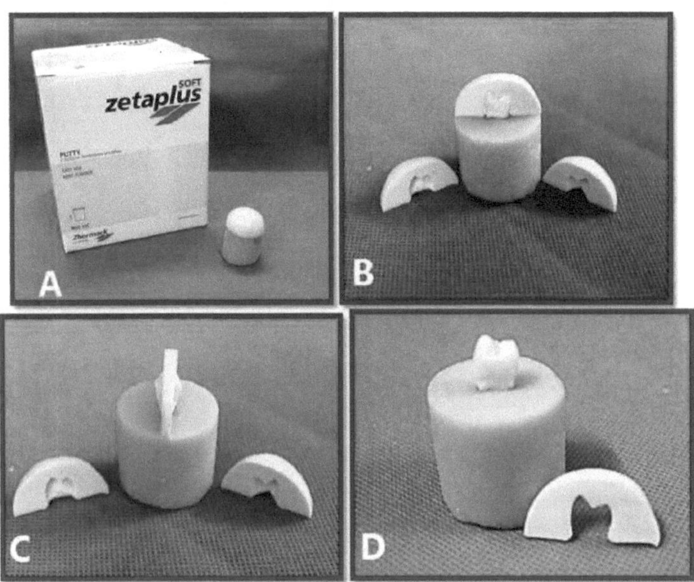

Figura (2-7) **Índice de silicone A.** Fabrico do índice de silicone, **B.** Seccionamento do índice (vista lateral), **C.** Secção de 2 mm do índice de silicone, **D.** O índice de silicone duplica o lado proximal do seu dente

2.6 Preparação dos dentes

O contorno da preparação foi pintado no dente com um marcador de cor à prova de água, com os limites a estenderem-se desde a ponta da cúspide até à linha cervical para a redução facial, e desde a ponta da cúspide até um ponto 1 mm na inclinação da cúspide vestibular palatina e um ponto 1,4 mm abaixo da ponta da cúspide facialmente, como para a redução oclusal.

Proximalmente, a preparação foi estendida para as áreas de contacto proximal, que representa a área de maior contorno, conforme determinado pelo paquímetro digital **(Prasanth *et al,* 2013)**, como mostrado em **(Fig 2-8 A, B, C, D, E)**.

A preparação foi efectuada com o conjunto de brocas de cerâmica para facetas

(CVS 4388, Komet, Alemanha). Foram utilizadas lupas de ampliação (2,5 x) durante todo o procedimento de preparação dos dentes, que foi efectuado sob irrigação constante com água.

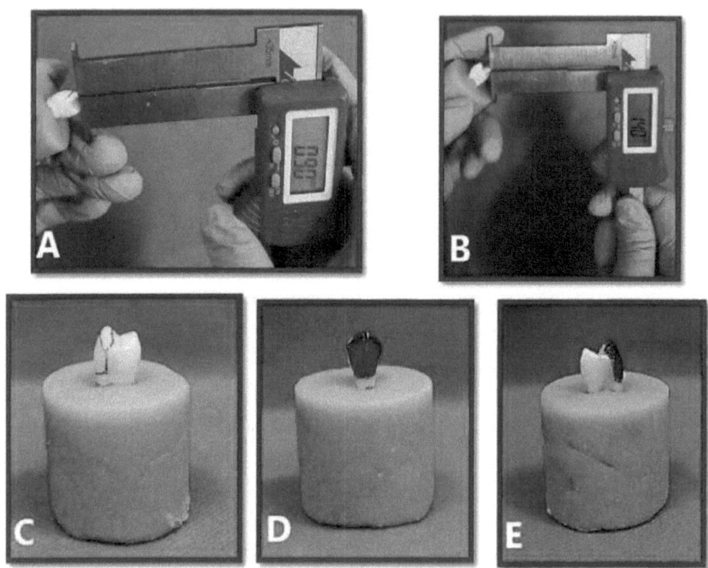

Figura (2-8) Preparo do dente antes da confeção da faceta: A. marcando a extensão palatina do preparo, **B.** marcando a redução oclusal, **C**. alinhando os limites do preparo, **D**. colorindo a área do preparo (vista vestibular) **E**. colorindo a área do preparo (vista proximal)

1.1.1.1 Redução facial para o Grupo A

A redução facial do grupo A foi de 0,5 mm, efectuada da seguinte forma

A profundidade da preparação foi determinada com a utilização de uma broca limitadora de profundidade (n.º 868B.314.018Komet, Alemanha), que efectua um corte de 0,3 mm de profundidade, utilizada no terço cervical, e de uma broca limitadora de profundidade (n.º 868B.314.020Komet, Alemanha), que efectua um corte de 0,4 mm de profundidade no terço médio e oclusal da superfície facial (**Fig. 2-9 A**).

Depois de determinar a profundidade da preparação, as áreas de corte foram pintadas de modo a tornar a remoção da estrutura dentária entre os cortes mais precisa e controlada (**Fig. 2-9 B & C**).

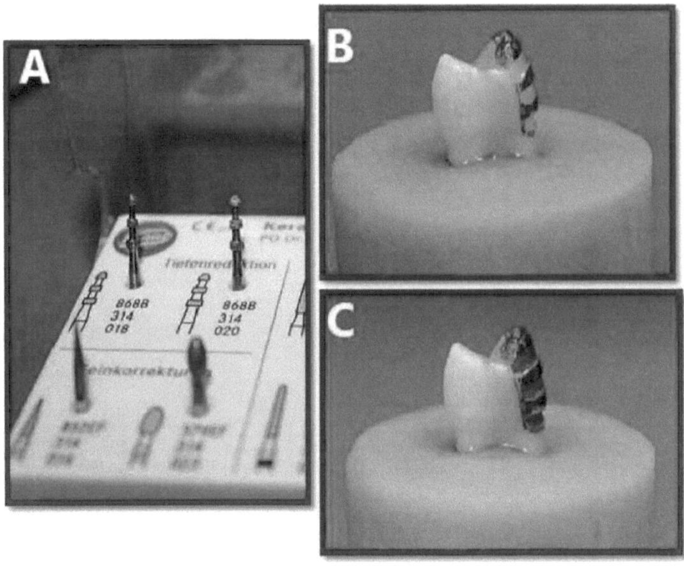

Figura (2-9) Redução facial do grupo (A) **A.** brocas limitadoras de profundidade, **B.**
ranhuras limitadoras de profundidade
efectuadas **C.** marcação das ranhuras com marcador de cor à prova de água

Para remover a estrutura dentária formada entre os cortes de profundidade, foram utilizadas brocas de diamante de fissura cónica de dois grãos (n.º 868.314.012 e n.º 868.314.016) para a redução dos dois terços oclusais e do terço cervical, respetivamente (**Fig. 2-10** A **&B**).

Durante a preparação facial, a extremidade redonda da broca de diamante para fissuras (n.º 868.314.012, Komet, Alemanha) foi mantida paralela à inclinação do terço cervical da superfície vestibular e movida da extremidade apical da superfície proximal distal em direção à extremidade apical da superfície interproximal mesial, seguindo delicadamente o contorno da junção cemento-esmalte, de modo a que a margem cervical final tivesse um perfil de chanfro correspondente ao diâmetro de metade da ponta da broca de diamante (n.º 868.314.012, Komet, Alemanha) e posicionada 1 mm acima da JCE e foi verificada com o índice de silicone (Fig. 2-10 C) (Prasanth et al. 868.314.012, Komet, Alemanha) e posicionada 1 mm acima da JCE e foi verificada com o índice de silicone (**Fig. 2-10 C) (Prasanth *et al,* 2013; Abdul Khaliq e Al-Rawi, 2014)**.

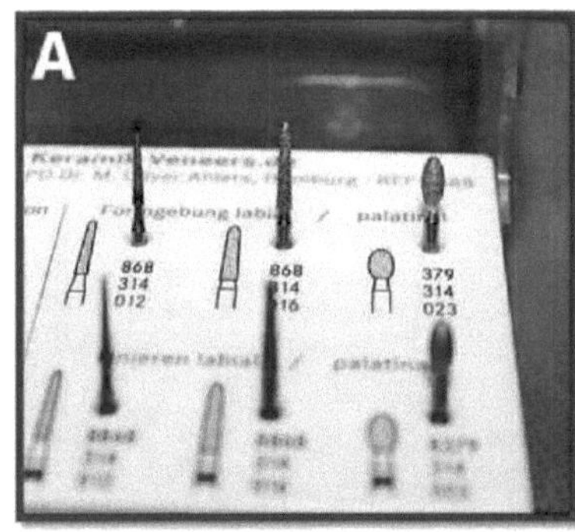

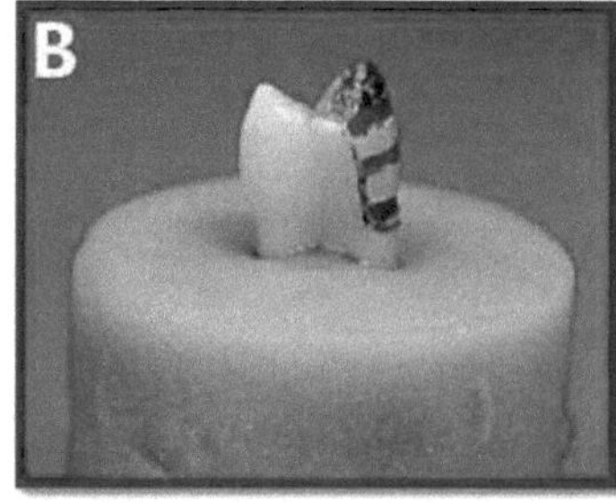

Figura (2-10) Redução facial final do grupo (A) A.
Brocas de fissura diamantadas de dois grãos
, **B.** preparação facial completa antes do acabamento

1.1.1.2 Redução facial para os grupos B e C:

A preparação para os grupos B e C foi inteiramente em dentina, o que foi verificado de duas maneiras; primeiro, diferenciando a cor da dentina da cor do esmalte sob uma lente de aumento com luz e, em segundo lugar, realizando um curto processo de condicionamento ácido (2 a 3 segundos) e secagem completa das superfícies preparadas. A dentina pode ser facilmente reconhecida devido ao seu aspeto brilhante, enquanto o esmalte é branco gelado (**Magne, 2005)**.

A preparação é feita primeiro como a preparação do grupo A, adicionalmente após a remoção da estrutura dentária formada entre os sulcos previamente feitos pela broca limitadora de profundidade; um passo adicional de limitação de profundidade é feito com a utilização da broca limitadora de profundidade (n.º 868B.314.020 Komet, Alemanha) para este passo **(Fig. 2-11A)**.

Assim, para um conjunto que atinge 0,8 mm de profundidade no terço cervical e 0,9 mm de profundidade nos terços médio e oclusal.

Depois disso, foi feita a remoção da estrutura dentária entre os sulcos com uma broca cónica de diamante para fissuras (n.º 868.314.012, Komet, Alemanha), segurando a broca paralelamente ao terço cervical, movida do ângulo do ponto mesio-buco-gengival para o ângulo do ponto disto-buco-gengival, seguindo a curvatura da junção cemento-esmalte **(Fig. 2-11 B)**. Assim, a preparação facial final foi de 0,9 mm cervicalmente e 1,00 mm no terço médio e oclusal, o que foi verificado pelo índice de silicone **(Fig. 2-11C & D).**

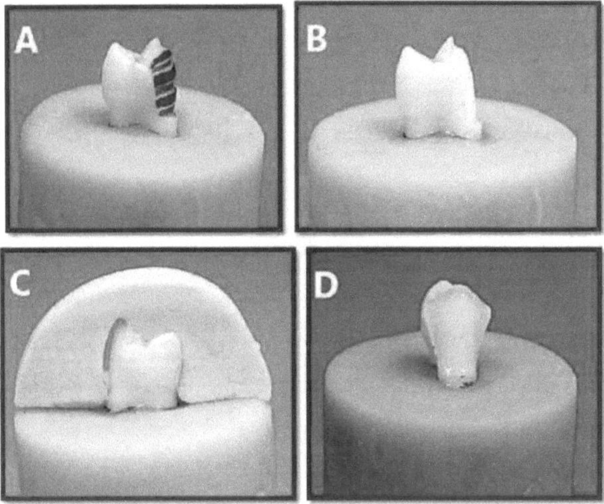

Figura (2-11) Redução facial dos grupos (B e C)

A. Passo limitador de profundidade adicional, **B**. Preparação concluída (vista proximal),

C. Verificação da preparação com o índice de silicone, **D** Preparação concluída (Bucal)

2.6.2 Redução proximal

A redução proximal foi realizada com a extremidade redonda da broca de diamante para fissuras (n.º 868.314.012, Komet, Alemanha) e (n.º 868.314.016, Komet, Alemanha) ao mesmo tempo que a preparação axial facial, a extensão da preparação foi apenas aquém da área de contacto interproximal, que é a área de maior dimensão medida pelo paquímetro digital e marcada pelo marcador de cor à prova de água. Ou seja, a preparação estava localizada no ângulo da linha facio-mesial mesialmente e no ângulo da linha facio-distal distalmente.

2.6.3 Redução oclusal

A redução oclusal segue a redução facial e proximal. Começando por revestir a área de preparação com um marcador de cor à prova de água, em que a profundidade da preparação oclusal será num ponto a 1,4 mm da ponta da cúspide ocluso-cervicalmente e a extensão facio-palatina será de 0,9 mm da ponta da cúspide palatalmente.

A preparação foi efectuada com a broca de fissura cónica de extremidade redonda (n.º 868.314.016, Komet, Alemanha)

A redução foi efectuada segurando a broca com uma inclinação paralela à crista da cúspide, de modo a obter uma redução oclusal de 1,5 mm ocluso-cervicalmente e 1 mm buco-palatalmente, após o acabamento com a margem cavo-superficial da junta de topo (**Fig. 2-12**).

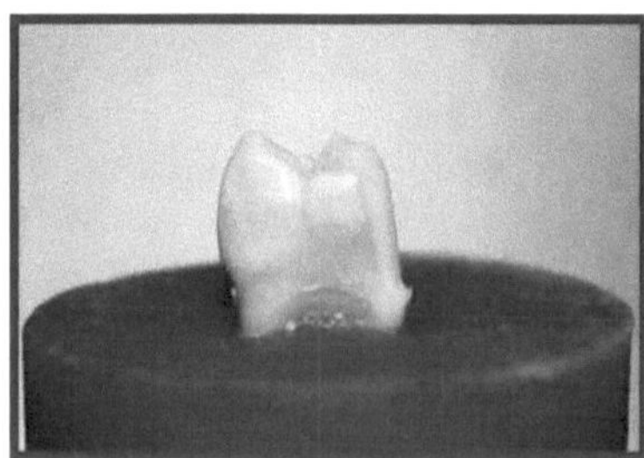

Figura (2-12) A forma final da preparação oclusal (vista proximal).

2.6.4 Acabamento

Por fim, a preparação é terminada com uma broca fina de acabamento diamantada (n.º 8868).

314.016, Komet, Alemanha) para todas as superfícies de preparação.

Depois disso, a preparação foi inspeccionada quanto a irregularidades e ângulos agudos que pudessem criar um ponto focal para a concentração de tensões. De seguida, o índice de silicone que foi previamente fabricado é reposicionado no dente para verificar a profundidade e uniformidade da preparação (**Fig. 2-13 A & B)**

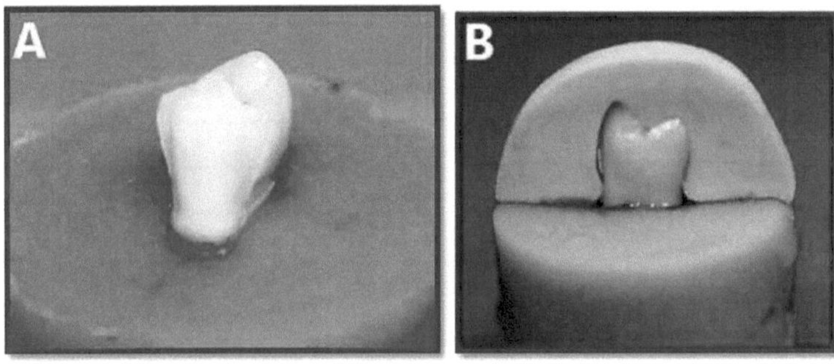

Figura (2-13) Acabamento A. Preparação acabada, **B.** Verificação da preparação com o índice de silicone

2.6.5 Selagem imediata da dentina (IDS) para o grupo C:

Após a preparação e antes da tomada de impressão, as amostras do grupo C foram seladas com o agente de ligação (all bond 3, Bisco, EUA).

Este processo foi efectuado de acordo com as seguintes etapas:

- Os dentes foram condicionados com ácido fosfórico a 32% (UNI-ETCH®, Bisco, EUA) durante 15 segundos, depois foram bem enxaguados e secos, deixando o esmalte visivelmente húmido (**Fig. 2-14 A & B).**
- A aplicação da colagem foi efectuada através da mistura de partes iguais de (ALL-BOND 3®, Bisco, EUA) A e B numa proporção de 1:1, foram aplicadas

2 camadas na preparação e suavemente secas ao ar para evaporar o solvente durante 10 segundos e fotopolimerizadas com luz LED (radii plus, SDI, Austrália) durante 10 segundos (**Fig. 2-15 A & B**). Os passos de aplicação foram efectuados de acordo com as instruções do fabricante.

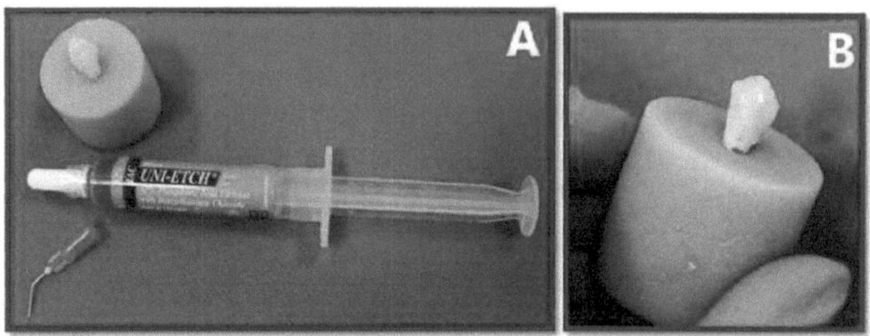

Figura (2-14) Gravura A. com ácido fosfórico a 32% UNI-ETCH®,

B. Gravura durante 15 segundos

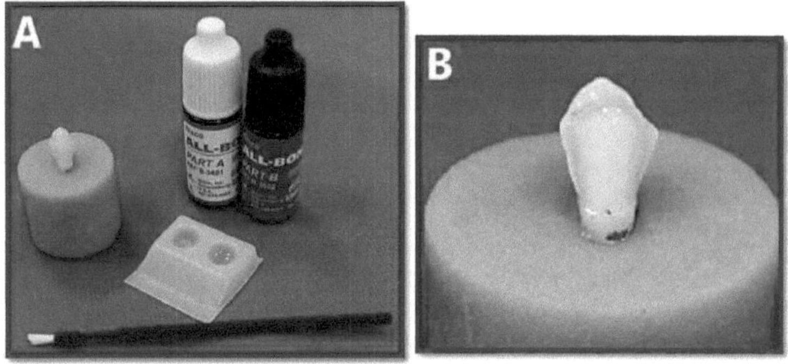

Figura (2-15) Aplicação da colagem A. com ALL-BOND 3®

B. A preparação depois de curar durante 10 segundos

2.7 Impressão final e preparação do coto

A impressão final para os dentes de todos os grupos experimentais foi efectuada numa técnica de lavagem de massa em duas etapas, utilizando uma tampa de plástico que corresponde à largura do bloco.

A primeira moldagem foi efectuada com o material de moldagem putty soft

(Zhermack/clinical, Itália), misturando a base e o catalisador nas proporções recomendadas pelo fabricante e, em seguida, com o corpo de luz, misturando proporções iguais da base e do catalisador com a espátula e colocando no dente, mantendo uma pressão constante até endurecer, o que demorou 5-10 segundos, dependendo da temperatura ambiente, e depois foi removido (Fig. 2-16 A e B).

A impressão é então preparada para verter o gesso, cobrindo a impressão com cera em folha e preparando a mistura de gesso misturando gesso dentário tipo IV com água destilada, tal como recomendado pelas instruções do fabricante, sendo depois vertida na impressão e deixada a endurecer (Fig. 2-17 A e B). Após o endurecimento, o molde foi removido, aparado e numerado de acordo com a amostra correspondente e preparado para ser enviado para o laboratório (Fig. 2-17 C).

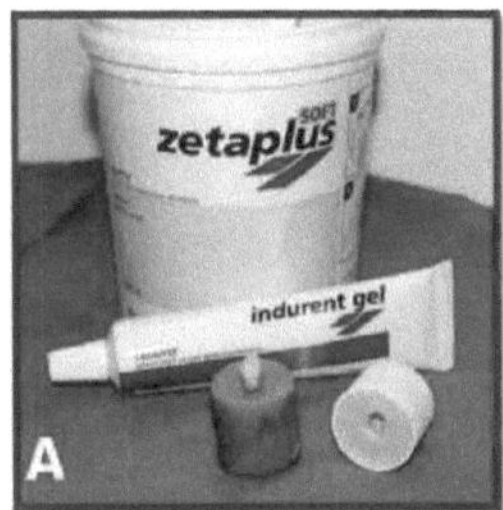

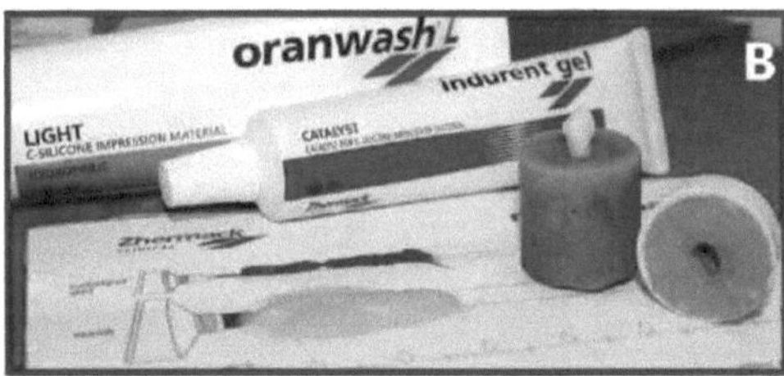

Figura (2-16) Impressão A. Fazer a impressão primeiro com o corpo pesado, **B**. Lavagem com massa de vidraceiro com corpo leve

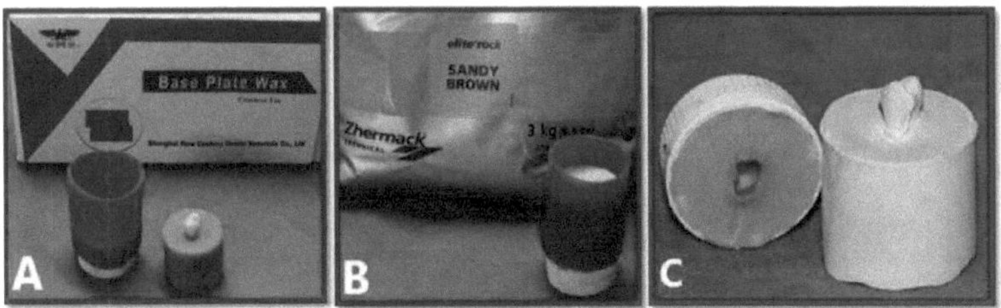

Figura (2-17) Fabrico do molde A. Encaixotar a impressão com uma folha de cera,

B. Deitar a pedra na impressão, **C.** Cunho de pedra depois de aparado

2.8 Fabrico de facetas CAD/CAM:

2.8.1 Imagem digital

A primeira fase do fabrico foi a digitalização do molde de pedra sobre o qual a faceta foi desenhada. O programa de software compatível com (Sirona Dental Systems, Bensheim, Alemanha) é o CEREC in-Lab (4.02), tendo sido efectuados os seguintes passos:

Foi adicionado um novo caso no qual foram introduzidas as informações da amostra. A fase de "ADMINSTRAÇÃO" é a primeira fase em que se identifica o tipo e o material da restauração. De entre as "restaurações simples", foi escolhida a faceta como tipo de restauração, o primeiro pré-molar superior foi selecionado como dente pilar e a "cópia bigenérica" foi escolhida como modo de desenho (Fig. 2-18A&B).

De seguida, foi escolhido o tipo de material a utilizar (IPS e. Max CAD) e confirmada a configuração para passar à fase seguinte (Fig. 2-19).

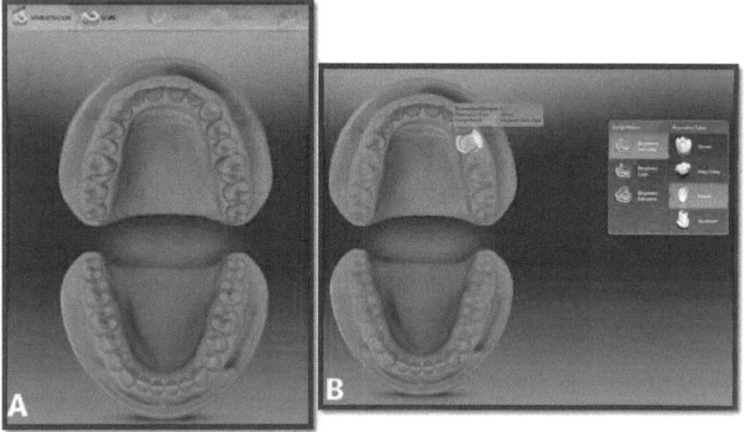

Figura (2-18) Introdução das informações sobre a restauração A. A fase "ADMINSTRATION", na qual

se escolhe

o tipo de restauração e o material

, **B.** Escolher "veneer" como tipo de restauração

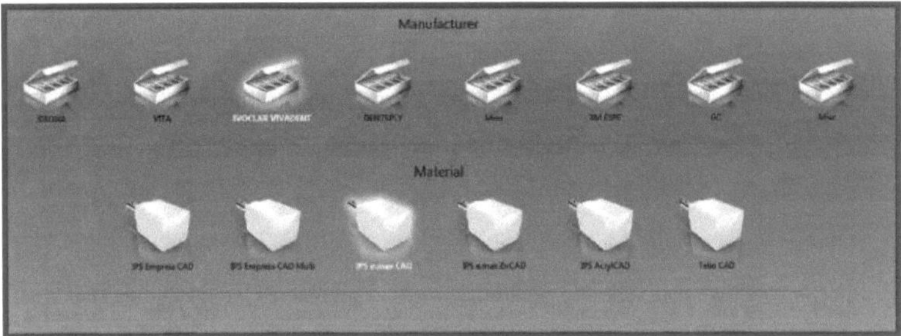

Figura (2-19) Escolhendo IPS e.max CAD como o tipo de material

"SCAN" é a fase seguinte; nesta fase, o coto foi montado no rato de rotação do scanner in EOS e fixado a 60°. Em seguida, o rato de rotação foi montado no scanner inEos Blue (Sirona Dental Systems, Bensheim, Alemanha).

A biocópia foi efectuada, em primeiro lugar, através da digitalização do modelo primário do lado bucal, mesial e distal para obter três imagens para cada modelo; em seguida, a digitalização do coto foi realizada através de uma digitalização rotacional que tira automaticamente 8 fotografias instantâneas para cada modelo de matriz, foram seleccionadas apenas 3 imagens (Fig. 2-20 A & B).

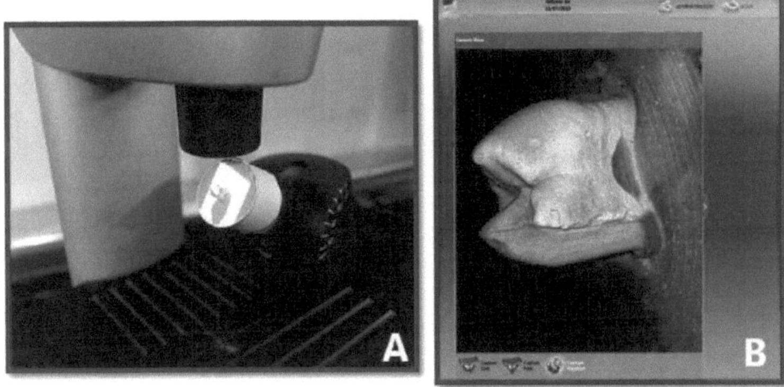

Figura (2-20) Fase de varrimento A. Cunho de pedra montado no suporte rotativo

rato, **B**. digitalização do coto

2.8.2 Fase de conceção

A fase de conceção no software é denominada "MODELO", nesta fase definiu-se em primeiro lugar o eixo do modelo (que é o molde digitalizado), a partir do qual se localizará a posição da restauração na qual a mandíbula será localizada.

Em seguida, as áreas à volta do modelo foram cortadas para se concentrarem na área de preparação e, depois, as margens da preparação foram automaticamente detectadas e desenhadas (Fig. 2-21 A&B).

Em seguida, foi definida a trajetória de inserção e a espessura do revestimento, que foi de (0,4 mm) para o grupo A e (1,00 mm) para os grupos B e C, e o espaçador foi de (8 pm), conforme recomendado pelas instruções do fabricante para os três grupos experimentais (Fig. 2-21 C & D).

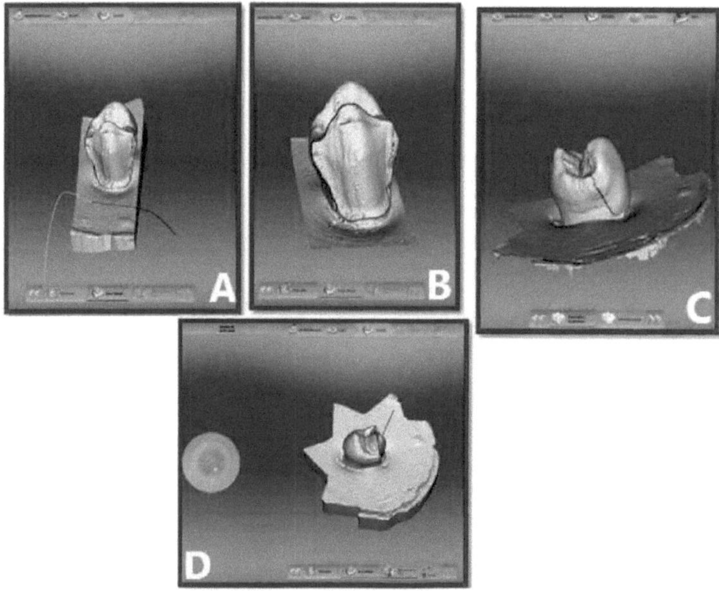

Figura (2-21) Fase de conceção A. Aparar as áreas à volta da preparação, **B**. Detetar a preparação, **C**. Selecionar os parâmetros da faceta **D.** Avaliação do trajeto de inserção

Em seguida, foi escolhido o tamanho do bloco, que é (C 14) e a seleção do a posição da restauração no bloco foi determinada (Fig. 2-22 A &B)

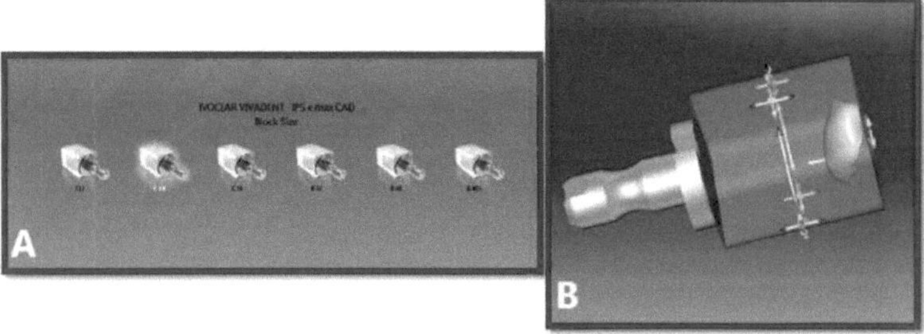

Figura (2-22) Final da fase de conceção, A. seleção do tamanho do bloco, **B**. localização do restauro em relação ao bloco

2.8.3 . Fase de moagem:

O processo de fresagem foi completamente automatizado, sem nenhuma interferência externa, uma vez que o bloco selecionado (IPS e.max CAD) foi inserido na máquina CEREC in-lab e fixado com o parafuso de fixação (Fig.2-23 A)

A fresagem foi efectuada por dois instrumentos de corte diamantados que primeiro detectaram e mediram as dimensões previamente introduzidas e a localização da restauração em relação ao bloco, depois a fresagem começou com água abundante pulverizada de ambas as direcções, com os dois instrumentos a trabalhar simultaneamente para o processo de moldagem (Fig. 2-23 B).

Após 10 minutos, o processo de fresagem foi concluído e a restauração foi separada automaticamente e estava pronta para o glazeamento (Fig. 2-23 C).

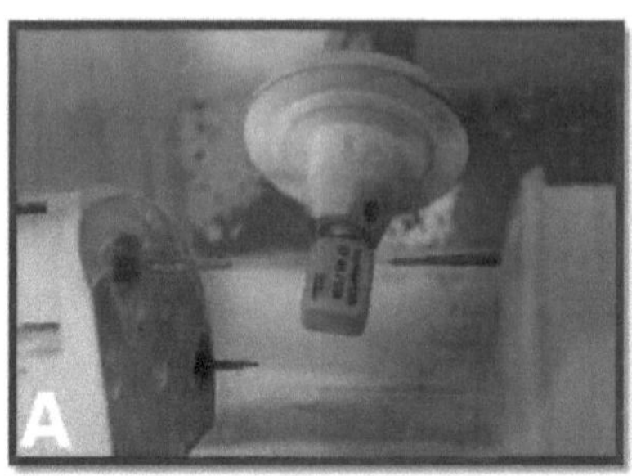

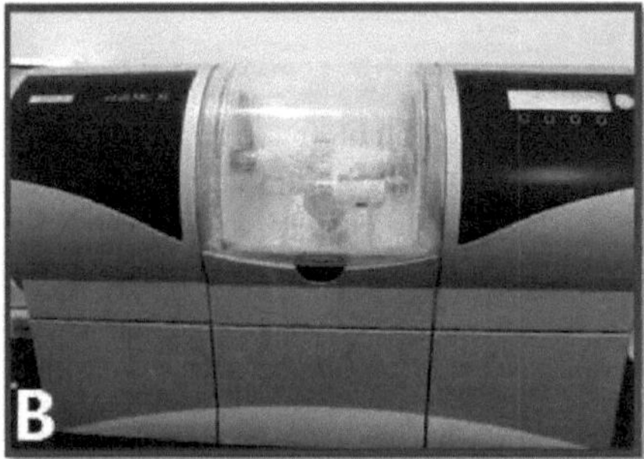

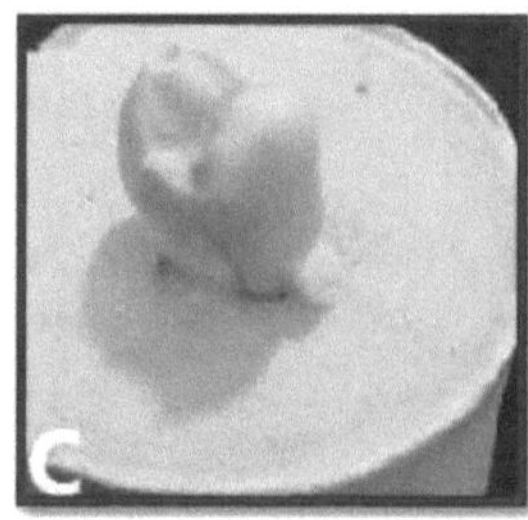

Figura (2-23) Fase de fresagem A. Fixação do bloco no parafuso, **B.** Processo de fresagem, **C.** O folheado antes do envidraçamento e da sinterização

2.8.4 Fase de disparo:

Após a fresagem, o folheado encontrava-se na fase pré-cristalizada cinzento-azulada, que necessita de ser vidrado e sinterizado, de acordo com as instruções do fabricante (Fig. 2-24A), pelo que o folheado foi vidrado e depois colocado no forno de sinterização (Ivoclar/Vivadent/technical, Alemanha) e queimado num curto ciclo de queima de 30 minutos, de acordo com as instruções do fabricante. Este processo destinava-se a conferir à cerâmica vítrea a sua resistência final e propriedades estéticas (Fig. 2-24 B).

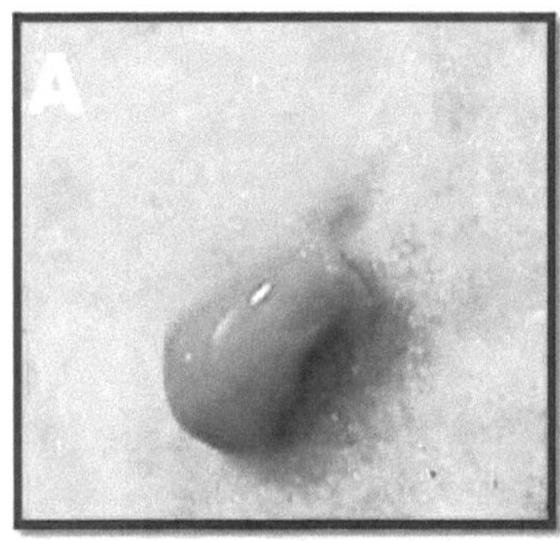

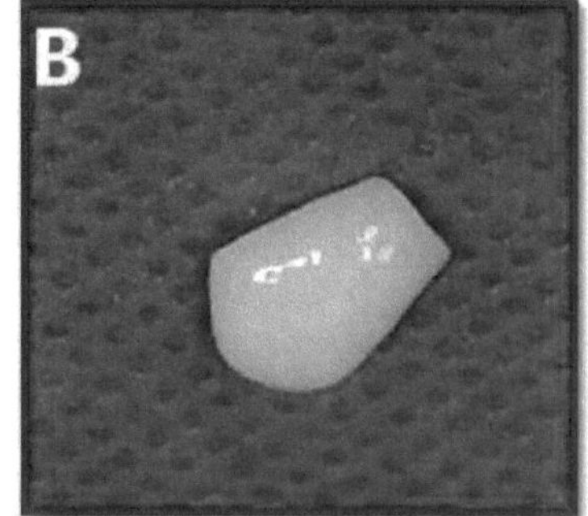

Figura (2-24) Acabamento da faceta no laboratório A. faceta pré-cristalizada vidrada, **B.** faceta concluída

2.9 Cimentação

A cimentação foi efectuada com cimento de revestimento (choice™2) (Fig. 225), com a técnica de etch and rinse. O cimento de cor translúcida foi utilizado em todas as amostras. As facetas foram fixadas com a ajuda do Optrastick (Ivoclar/ Vivadent, Alemanha); que é um instrumento de aplicação especial com uma ponta adesiva conveniente que simplifica a aplicação da faceta (Fig. 2-26)

O processo de cimentação foi efectuado em três fases: a preparação da faceta de porcelana, a preparação do dente e a cimentação da faceta de porcelana.

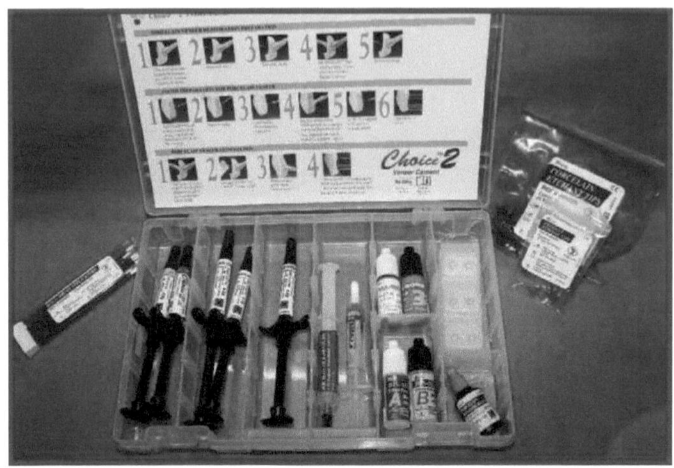

Figura (2-25) Cimento para folheado de madeira Choice™2

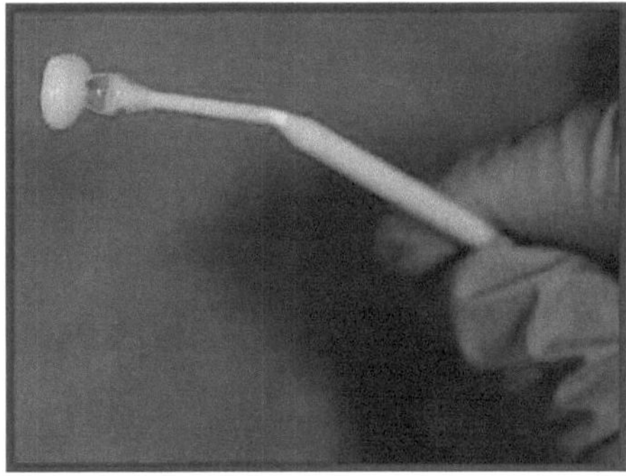

Figura (2-26) Optrastick

A. preparação de restaurações de facetas de porcelana:

- Em primeiro lugar, a faceta de porcelana foi condicionada com ácido fluorídrico a 9,5 % durante 90 segundos, depois enxaguada com água e completamente seca ao ar (Fig. 2-27 A).
- Duas partes iguais de BIS-SILANE™ A e B foram misturadas numa proporção de 1:1 e duas camadas foram aplicadas na superfície interna do folheado (Fig. 2-27 B) e deixadas durante 30 segundos, depois secas com uma seringa de ar.

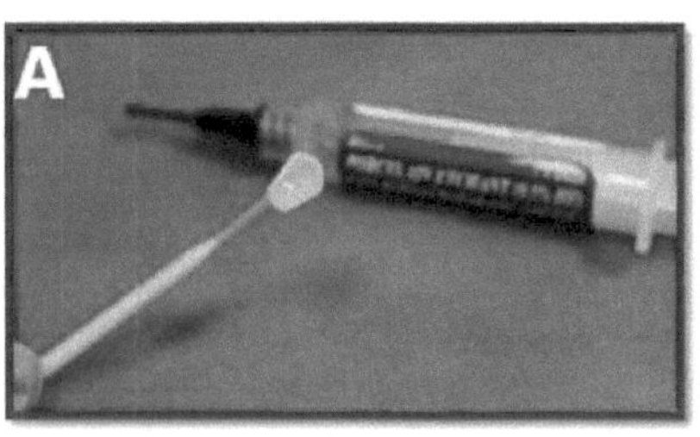

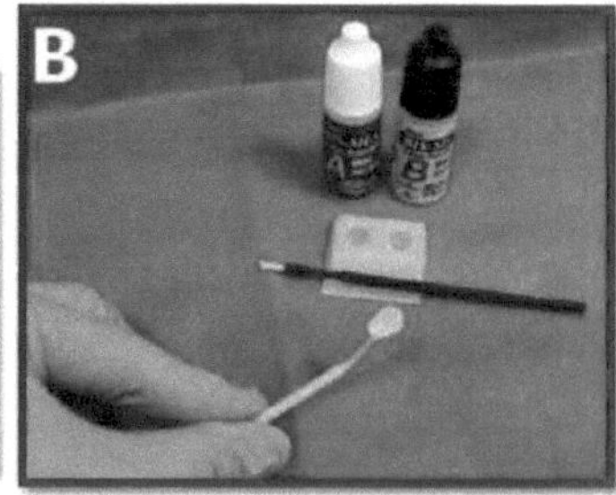

Figura (2-27) Preparação de facetas de porcelana A. Condicionamento com ácido fluorídrico a 9,5%, **B.** Aplicação de primário cerâmico nas partes A e B de BIS-SILANE™

B. Preparação do dente para a faceta de porcelana:

- A preparação foi limpa com uma pasta de pedra-pomes, enxaguada e seca.
- A preparação foi condicionada com ácido fosfórico a 32% UNI-ETCH® durante 15 segundos, depois enxaguada cuidadosamente e ligeiramente seca ao ar, deixando a preparação visivelmente húmida.
- Partes iguais de ALL-BOND 3® A e B foram misturadas e 2 camadas consecutivas foram aplicadas no dente para o grupo A e três camadas foram aplicadas no dente para os grupos B e C, como recomendado pelas instruções do fabricante, depois secas ao ar durante 10 segundos para evaporar o solvente, e fotopolimerizadas durante 10 segundos

C. Cimentação de facetas de porcelana:

- Uma fina camada de resina de ligação PORCELANAIN foi aplicada no lado interior do folheado e deixada sem curar (Fig. 2-28 A)
- Em seguida, o lado interior do folheado foi revestido com a tonalidade translúcida do cimento para folheados Choice 2™.

- A faceta foi assente suavemente e fotopolimerizada durante 3 segundos para fixar as facetas no sítio e remover o excesso de cimento. De seguida, cada faceta foi fotopolimerizada durante 40 segundos a partir do aspeto facial, mesial, distal e oclusal (Fig. 2-28 B).

- Todos os passos da cimentação da faceta foram efectuados de acordo com as instruções do fabricante.
- Finalmente, as margens foram acabadas e polidas com o sistema de acabamento e polimento Optidiscs (Kerr, Suíça) (Fig. 2-28 C e D)

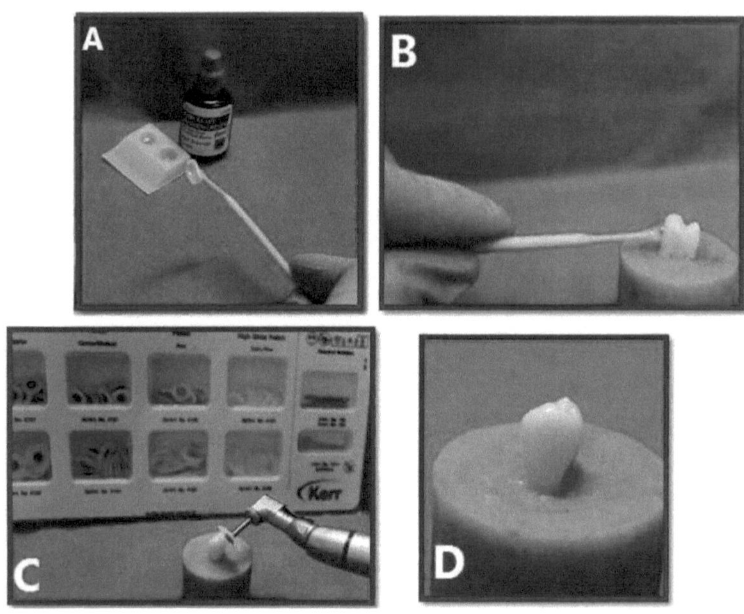

Figura (2-28) Cimentação e acabamento do folheado A. aplicação de PORCELAIN BONDING RESIN ™ sem cura, **B.** assentamento suave do folheado, **C.** acabamento com optidisk, D**. folheado** acabado após cimentação

2.10 Armazenamento de amostras

As amostras foram armazenadas a 37°C em água destilada numa incubadora durante uma semana antes de serem submetidas ao teste de insucesso **(Mobilio *et***

***al,* 2015).**

2.11 Ensaio de avaria

O teste de falha foi efectuado com uma máquina de testes universal (LARYEE Universal testing machine, China) (Fig. 2-29 A). O bloco foi montado num gabarito personalizado, onde a carga foi aplicada a 45° em relação ao eixo longo do dente (**Abdul Khaliq e Al-Rawi, 2014)**, o ângulo foi padronizado pelo gabarito personalizado fabricado localmente (Fig. 2-29 B).

A carga foi aplicada a uma velocidade da cruzeta de 0,5 mm/min **(Al-Joboury e Zakaria, 2015)** com uma haste vertical móvel de extremidade plana de 3,2 mm de diâmetro da máquina que exerceu a carga num ponto a 1 mm da ponta da cúspide palatalmente. A carga máxima para produzir a falha foi registada em Newton (N) utilizando um software informático **(Sphor *et al,* 2013)**. Os modos de falha foram avaliados com um estereomicroscópio com uma ampliação de 20x.

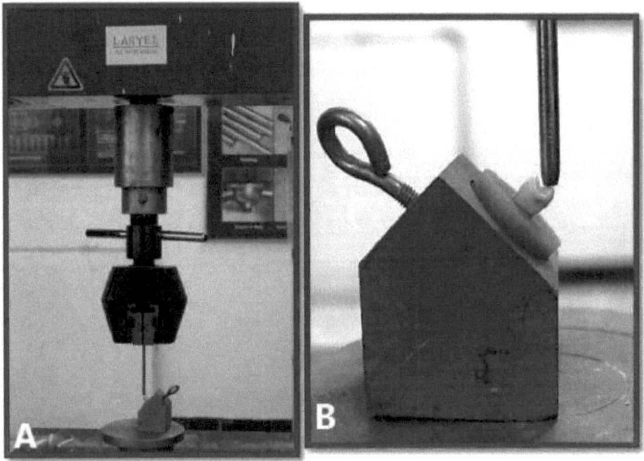

Figura (2-29) Ensaio de rotura A. Máquina de ensaio universal, **B.** Amostra sujeita a carga estática

2.12 Modos de falha

Após a conclusão do ensaio de falha e o exame das amostras ao microscópio eletrónico, o padrão de falha enquadrou-se numa das seguintes categorias, de acordo com **Prasanth** ***et al*** **(2013)**:

Dente

1. Dente intacto
2. Dente rachado ou fracturado

Folheado

1. Revestimento intacto
2. Folheado fracturado

Junção Dente-Folheado

1. Junção intacta / Sem descolamento
2. Descolamento total ou parcial

3. 13 Análise estatística

Para avaliar e verificar os resultados, foram efectuadas análises estatísticas utilizando o pacote estatístico das ciências sociais (SPSS), da seguinte forma

A- Estatísticas descritivas:

1- Média aritmética.

2- Desvio padrão "DP".

3- Valor mínimo.

4- Valor máximo.

5- Quadros estatísticos.

6- Apresentação gráfica Gráficos de barras.

7- Teste de Shapiro-wilk para determinar a normalidade da distribuição

B-Estatística inferencial:

1- Foi efectuado um teste ANOVA (análise de variância) de uma via para verificar se existia alguma diferença significativa entre as médias da resistência à fratura dos grupos experimentais.

2- Foi efectuado um teste LSD (diferença menos significativa) para examinar a origem das diferenças.

Nos testes acima, o valor de p superior a 0,05 foi considerado estatisticamente não significativo, enquanto o valor de *p* inferior a 0,05 foi considerado significativo e o valor de *p* inferior a 0,0! foi considerado estatisticamente muito significativo, como se segue:

$p > 0,05$ (Não significativo).

$p < 0,05$ (Significativo).

$p <$ 0.0! (Altamente Significativo).

CAPÍTULO 3
Resultados

3.1. Estatísticas descritivas:

Os dados recolhidos do ensaio, num total de 48 medições, foram depois analisados para obter a média de cada grupo, o valor máximo, o valor mínimo e o desvio-padrão do ensaio de falha, como mostra a tabela (3-1)

Table (3-1) Descriptive Statistics: Mean values, standard deviation, minimum and maximum values of fracture strength for each group in Newton (N)

Groups	No.	Mean	Maximum	Minimum	d. deviatio
Control	12	548.167	683	350	93.270
Group A	12	393.417	496	270	84.206
Group B	12	237.833	353	111	91.673
Group C	12	318	446	194	82.25

A partir desta tabela, pode ver-se que a média mais elevada de fracasso foi registada para o grupo de controlo (548,167 N), seguido pelo grupo A (no qual a preparação da faceta foi inteiramente em esmalte e colada por tecnologia de selamento retardado) (393,417N), depois o grupo C (no qual a preparação da faceta foi inteiramente em dentina e colada com a técnica de selamento imediato da dentina) (318 N) e a média mais baixa de falha foi registada para o grupo B (no qual a preparação da faceta foi inteiramente em dentina e colada por tecnologia de selamento de dentina retardada). (237.833 N) como podemos ver na (fig. 3-1)

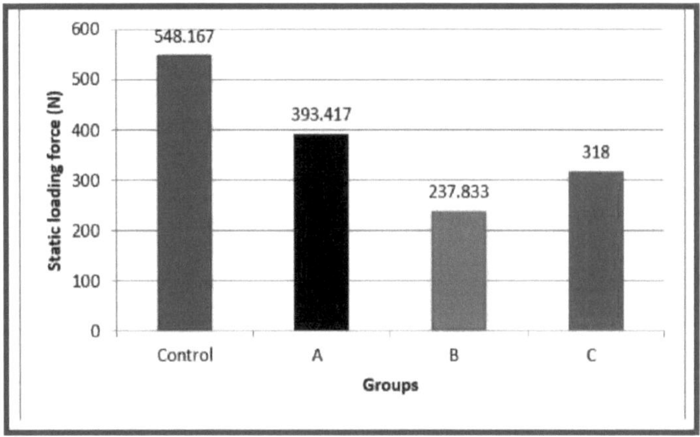

Figura (3-1) Gráfico de barras para os valores médios da resistência à fratura

3.1.1 Teste de Shapiro-wilk:

Uma vez que a quantidade de força aplicada nas amostras que causou a rotura se situava num intervalo de valores elevado, foi efectuado o teste de normalidade da distribuição (teste de Shapiro-Wilk) para avaliar se os dados se distribuem normalmente ou não; caso contrário, os dados devem ser excluídos. Como se pode ver nas tabelas (3-2) e (3-3).

Depois de efetuar o teste mencionado anteriormente, o resultado foi que os dados tinham uma distribuição normal e que a variação não tinha qualquer efeito sobre os dados globais.

Table (3-2) Outliers data				
	Control	A	B	C
1	653.00	412.00	351.00	256.00
2	501.00	323.00	336.00	380.00
3	482.00	480.00	184.00	318.00
4	554.00	270.00	130.00	388.00
5	683.00	490.00	278.00	446.00
6	628.00	496.00	140.00	392.00
7	536.00	402.00	353.00	314.00
8	534.00	296.00	240.00	208.00
9	476.00	314.00	111.00	390.00
10	350.00	322.00	343.00	294.00
11	540.00	478.00	190.00	194.00
12	641.00	438.00	198.00	236.00

- Os dados nas caixas vermelhas são os dados anómalos

Table (3-3) The normality of distribution test (Shapiro-Wilk test)			
Groups	Shapiro-Wilk	d.f.	p-value
Control	0.944	12	0.555 (NS)
A	0.886	12	0.105 (NS)
B	0.892	12	0.125 (NS)
C	0.939	12	0.481 (NS)

- quando o valor de p é superior a 0,05, isso significa que os dados têm uma distribuição normal

3.2 Estatística inferencial:

3.2.1 Teste ANOVA de uma via

Foi efectuado um teste ANOVA unidirecional para avaliar se a diferença nos valores médios para todos os grupos era estatisticamente significativa ou não. Foi aplicado um teste ANOVA unidirecional, que mostrou uma diferença estatisticamente muito significativa na resistência à rutura entre os grupos (Quadro 3-4)

Table (3-4) One way ANOVA test					
Source of variance	**Sum of Squares**	**d.f.**	**Mean Square**	**F-test**	**p-value**
Between Groups	628654.729	3	209551.576	27.074	0.000 (HS)
Within Groups	340556.250	44	7739.915		
Total	969210.979	47			

3.2.2 . Teste da diferença menos significativa (LSD)

O teste de menor significância foi efectuado para análises adicionais da diferença média de insucesso entre cada dois dos quatro grupos para examinar a diferença significativa entre os grupos e definir a fonte da diferença (tabela 3-5).

Table (3-5) LSD test			
Groups		Mean Difference	p-value
Control	A	154.750	0.000 (HS)
	B	310.333	0.000 (HS)
	C	230.167	0.000 (HS)
A	B	155.583	0.000 (HS)
	C	75.417	0.042 (S)
B	C	-80.167	0.031 (S)

- A diferença média é significativa ao nível de 0,05

O teste LSD mostrou que havia diferenças estatisticamente muito significativas (p < 0,01) entre o grupo de controlo e cada um dos grupos experimentais (A, B, C), bem como entre os grupos (A e B). O teste também mostrou que houve diferença significativa entre os grupos (A e C), bem como entre os grupos (B e C).

3.3 Modos de falha:

Entre o grupo de controlo e os grupos experimentais, o modo de falha variou de dentes fracturados como em todas as amostras do grupo de controlo e alguns nos grupos experimentais, a fratura do folheado foi observada apenas em algumas amostras do grupo A (fig. 3-2A), e a descolagem do folheado foi vista na maioria das amostras dos grupos (A, B e C) (fig. 3-2B), como mostrado na tabela (3-6)

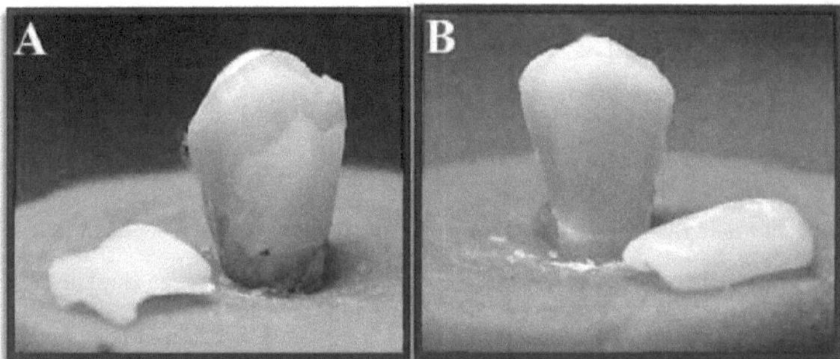

Figura (3-2) Padrões de rutura A. fratura do folheado, **B.** descolamento do folheado

Table (3-6) Modes of failure (veneers)			
groups	**Intact**		**Fractured veneer**
	Bonded on fractured tooth	**debonding**	
Group A	5	4	3
Group B	4	8	0
Group C	3	9	0

CAPÍTULO 4
Discussão

4.1 Metodologia

A descolagem continua a ser um problema, uma vez que a causa real da descolagem é multifatorial. Após a preparação, a composição do substrato dentário pode envolver uma combinação de esmalte e dentina, o que torna a adesão mais difícil **(Dumfahrt e Schaffer, 2000).** E o complexo de adesão (porcelana. Resina/cimento. Dente) é um complexo bastante forte de (63 Mpa) No entanto, ocorre uma contração de polimerização no valor de 2,6-5,7%, o que pode criar uma abertura marginal ou perda do selamento que pode, no futuro, levar à descolagem **(Iseri *et al.*, 2014).**

Sempre que possível, a preparação do dente para facetas laminadas deve ser feita no esmalte, tendo em conta o facto de se tratar de uma restauração minimamente invasiva **(Prasanth *et al.*, 2013)**, uma vez que a adesão ao esmalte é sempre superior à da dentina **(Stangel *et al.*, 2007)**.

No entanto, existem alguns casos em que o dentista se encontra numa situação crítica em que comprometer a eficiência da ligação ou comprometer o resultado estético do tratamento é de grande importância. Esta é uma situação que pode ser traduzida como a exposição da dentina durante a preparação para remover a descoloração profunda ou corrigir uma malformação dentária ou deixar alguma da malformação ou descoloração para manter a restauração inteiramente em esmalte **(Griffin, 2012).**

A colagem de uma restauração à dentina é questionável, uma vez que a dentina exposta está sujeita a contaminação devido à temporização, sensibilidade e microinfiltração, o que reduz a vida útil da restauração **(Cohen e Razzano, 2006).**

Foram sugeridos vários procedimentos adjuvantes clinicamente possíveis para melhorar a adesão à dentina a curto e talvez a longo prazo. Estes incluem a colagem húmida com etanol **(Pashley *et al.*, 2007; Tay *et al.*, 2007)**, tempo de aplicação prolongado do adesivo **(Cardoso *et al.*, 2005)**, utilização de ar quente para acelerar a evaporação do solvente **(Klen-Junior *et al.* ,2008)**, utilização de inibidores da enzima protease **(Tezvergil-Mutluay *et al.*, 2011)**, utilização de reticuladores de colagénio **(Bedran-Russo *et al.*, 2011)** e ação de fricção durante a aplicação do adesivo **(Reis *et al.*, 2007)**. Embora estas estratégias se tenham revelado bastante eficazes em condições laboratoriais e *in vivo a* curto prazo, apenas algumas foram transpostas para um teste clínico controlado **(Loguercio *et al.*, 2011; Stanislawczuk *et al.*, 2011)**.

Outra técnica foi proposta por **Magne** para melhorar a força de ligação à dentina, na qual a dentina recém-cortada foi selada imediatamente após a preparação que irá fornecer; a maior força de ligação à dentina, protegendo a camada híbrida, reduzindo a sensibilidade através da selagem dos túbulos dentinários, reduzindo a possibilidade de danos pulpares por habitação bacteriana, e reduzindo a contaminação da dentina de microorganismos, sangue ou produtos químicos durante a fase temporária, foi traduzida eficazmente para testes clínicos. **(Magne *et al.*, 2005; Jack e Griffin, 2012)**.

Para que esta técnica seja totalmente vantajosa, é essencial a utilização de uma ligação do tipo etch and rise (total-etch) que ainda é considerada como "gold standard", uma vez que este tipo proporciona a ligação mais profunda, forte, previsível e duradoura ao dente **(Hashimoto *et al.*, 2003; Duarte *et al.*, 2009)**.

Esta camada forte resiste à microinfiltração e protege a dentina da degradação da água, o que pode contribuir para um melhor desempenho clínico a longo prazo **(DeMunk *et al.*, 2003; Frankenberger *et al.*, 2004)**.

Neste estudo, concentrámo-nos na falha da faceta laminada, tanto na fratura como na descolagem, quando a restauração é totalmente em esmalte e quando a dentina está envolvida, utilizando as técnicas DDS e IDS.

Utilizámos para a restauração da faceta a cerâmica de dissilicato de lítio (IPS e. max CAD) que, de acordo com um estudo anterior sobre a fratura da faceta laminada, sofreu apenas descolamento sem qualquer fratura **(Abdul-Khaliq e Al**

rawi, 2014). A IPS e.max CAD foi utilizada não só pela sua resistência (360 Mpa), mas também pelas suas propriedades estéticas que imitam a aparência natural do dente e pela sua excelente translucidez e brilho **(Ivoclar Vivadent, 2011)**.

Para a resina de cimentação, foi utilizado o cimento de revestimento Choice™2 (Bisco, EUA) devido à sua estabilidade de cor. Num estudo de envelhecimento acelerado, o CHOICE 2 resultou num valor Delta E (AE) de alteração de cor inferior a 1,2. Qualquer valor AE inferior a 3 não é detetável ao olho humano. Além disso, este cimento para folheados foi concebido especificamente com as propriedades físicas em mente. Foi dada uma atenção especial à obtenção de resultados superiores em termos de dureza, resistência à compressão, que assegura que a restauração irá resistir à pressão e ao stress significativos a que os folheados estão sujeitos no dia a dia, e baixa espessura da película, que assegura um ajuste perfeito ao folheado. Todos estes são factores importantes para a sobrevivência das facetas **(Bisco, 2010)**.

Foram propostas várias técnicas para uma redução precisa dos dentes, incluindo matrizes de silicone e brocas limitadoras de profundidade **(Cherukara *et al*, 2005; Mizrahi, 2007).**

O tipo de preparo dentário selecionado para este estudo foi uma forma modificada de envoltório incisal, onde para o pré-molar é um envoltório da cúspide vestibular. O recobrimento completo das cúspides vestibular e palatina em dentes restaurados com resina composta melhorou a retenção e a resistência da resina, diminuindo a ocorrência de falhas **(Fennis *et al.*, 2005)**. Portanto, suspeita-se que o recobrimento completo da cúspide vestibular na aplicação de facetas laminadas de porcelana em pré-molares proporciona maior retenção e resistência ao conjunto, aumentando a previsibilidade de sucesso (**Archangelo *et al.*, 2011)**.

Foi efectuada uma redução vestibular padronizada em todos os dentes, utilizando brocas de corte de profundidade (Ceramic Veneer Set, Komet, Alemanha). Utilizando estas brocas diamantadas de diâmetro padronizado, foram efectuadas preparações iguais com cerca de 0,4 mm de profundidade cervical e 0,5 mm na oclusal em dois terços das amostras do (grupo A) para garantir que toda a preparação estava confinada ao esmalte **(Friedman, 1998; Lin *et al.*, 2012).**

Para efetuar a preparação em dentina, tivemos de remover 0,9 mm cervicalmente e 1 mm dos dois terços oclusais para os grupos (B e C). A preparação foi padronizada com a broca de corte de profundidade (Ceramic veneer set, Komet, Alemanha) e continuamente verificada com a ajuda do índice de silicone **(Lesage e wells, 2011)**.

A etapa de selamento dentinário imediato foi realizada cuidadosamente imediatamente após a conclusão do preparo para o grupo (C) seguindo as instruções do fabricante, com o agente de união ALL-BOND 3® do cimento de cimentação para facetas Choice™2, no qual o primer hidrofílico e a resina hidrofóbica são misturados em uma solução, seguido de secagem ao ar e polimerização **(Sezinando, 2014).**

O teste de falha foi realizado montando as amostras a 45° em relação ao longo eixo do dente, simulando o contacto dentário entre as arcadas durante o deslocamento lateral do movimento mandibular (**Archangelo *et al.*, 2011)**.

Como durante a função, a oclusão gera forças não axiais resolvidas nos seus vectores horizontal e vertical ao longo do lado da cúspide, o vetor horizontal da carga tem muito mais influência nos dentes do que o vetor vertical. Para ter em conta estes aspectos, no presente estudo, a carga foi aplicada num ângulo de 45° para simular o pior cenário possível **(Sorrento *et al.*, 2007; D'Arcangelo *et al.* ,2008)**.

4.2 Resultados

O teste de insucesso efectuado forneceu uma vasta gama de dados para cada grupo, que tiveram de ser analisados quanto à normalidade da distribuição, de modo a que quaisquer dados que afectem o estudo global sejam repetidos ou excluídos. O resultado do teste foi que os dados têm uma distribuição normal.

A causa desta grande variedade de dados é, em grande parte, a causa dos diferentes substratos dentários abordados neste estudo, desde o dente intacto à restauração em esmalte e depois à restauração em dentina (**Chun *et al.*, 2010**).

O grupo de controlo teve a maior média de carga de falha em comparação com os outros grupos experimentais, o que é atribuído à elevada resistência à fratura da junção dentina-esmalte (DEJ), que quando uma força é aplicada na superfície do dente, o efeito viaja ao longo das hastes de esmalte que se estendem entre a DEJ e a superfície oclusal. No esmalte "exterior" (mais próximo da superfície do dente), as hastes estendem-se numa disposição quase paralela a partir da superfície oclusal para dentro. Aproximadamente a meio caminho entre a superfície do dente e o DEJ, as hastes estendem-se dentro de "bandas" alternadas que seguem um trajeto sinusoidal; as bandas adjacentes estão orientadas obliquamente umas às outras **(Ten Cate, 2008)**. Esta microestrutura complexa desempenha, sem dúvida, um papel importante na direção da extensão da fissura no esmalte e na resistência do dente à fratura **(Yahyazadehfar *et al.*, 2013)**.

Este facto está de acordo com os resultados de **Akoglu e Gemalmaz (2011)** e **Prasanth (2013)**.

O teste ANOVA efectuado revelou uma diferença altamente significativa na média da carga de rutura entre os grupos.

As diferenças entre o grupo de controlo e os outros grupos de teste foram consideradas estatisticamente muito significativas.

Para os grupos experimentais, a diferença na carga de falha foi traduzida pela falha da força de ligação dos laminados a diferentes substratos dentários.

A média mais elevada de carga de falha dos grupos experimentais foi registada para o grupo A (em que a preparação da faceta foi inteiramente em esmalte), que foi de (393 N) de falha média, o que pode dever-se ao forte encravamento do compósito de cimentação nas fossas retentivas da porcelana e do esmalte do dente, o que contribui para uma forte adesão das facetas de porcelana com boa retenção (**Rezvani *et al.*, 2012**).

Além disso, a combinação da elevada resistência da cerâmica de dissilicato de lítio IPS e.max CAD (360 MPa) com o elevado módulo de elasticidade (95,5 GPa)

(Ivoclar Vivadent, 2011), traduz-se numa menor resiliência, que é definida como "a capacidade do material para absorver energia quando é deformado; os materiais frágeis tendem a ter uma baixa tenacidade porque ocorre pouca deformação plástica antes da falha **(Sakaguchi e Powers, 2012)**.

A próxima média mais alta de carga de falha foi registada para o grupo C (que foi preparado em dentina e a faceta foi colada pela técnica IDS), o facto de a IDS com o sistema adesivo e a resina micropreenchida de baixa viscosidade ter melhorado significativamente a resistência de união das restaurações indirectas coladas à dentina utilizando o cimento de resina **(Sultana *et al.*, 2007; Okuda *et al.*, 2007)**.

O aumento da resistência de ligação do material de cimentação ajuda a aumentar a resistência à fratura do material de restauração e, por conseguinte, diminui a falha da faceta (**Furukawa *et al.*, 2002).** Foram observadas menos lacunas na interface dentina interna - restauração nos espécimes revestidos com um sistema adesivo em comparação com os espécimes não revestidos (**Jayasooriya *et al.*, 2003).**

Por conseguinte, as técnicas de IDS baseiam-se no princípio de que os sistemas adesivos aderem melhor à dentina recém-preparada **(Terata, 1993; Watanabe *et al.*, 1997)**, protegendo assim o complexo dentina-polpa e prevenindo ou diminuindo a sensibilidade e a fuga bacteriana durante a fase provisória **(Hu & Zhu, 2010; Perugia *et al.*, 2010).**

Por outro lado, quando se utiliza o selamento e restauração imediatos da dentina (intrínsecos às técnicas indirectas) e se adia a carga oclusal, a ligação à dentina pode desenvolver-se sem stress, resultando numa adaptação significativamente melhorada da restauração **(Dietschi *et al.*, 2002).**

A média mais baixa de carga de falha foi registada para o grupo B (que foi preparado em dentina e a faceta foi colada pela técnica DDS). Foram apresentadas várias razões para explicar porque é que a adesão à dentina continua a ser um desafio, apesar das melhorias na tecnologia dos adesivos dentários e dos avanços no conhecimento da adesão. Estas incluem a heterogeneidade da estrutura e composição da dentina, as características da superfície da dentina após o corte da broca e tratamentos químicos, e a estratégia de ligação e propriedades físico-químicas dos adesivos, entre outras variáveis **(Cardoso *et al.*, 2011; Van Meerbeek *et al.*, 2011)**.

De acordo com o teste LSD, houve elevada diferença significativa entre os grupos A e B, uma vez que a resistência de união ao esmalte é mais fiável do que a resistência de união à dentina **(Cardoso *et al.*, 2011)**. Isto está de acordo com o resultado de um estudo de **Kiremitci_et *al.* (2004)**, embora discorde do resultado de um estudo de **Burrow *et al.* (2008)**, provavelmente com o propósito de usar adesivo autocondicionante que resultou em maior resistência de ligação à dentina do que ao esmalte, uma vez que a técnica de ataque total à dentina seguida de secagem leva ao colapso da rede de colagénio, deixando a dentina como uma superfície de colapso de colagénio livre de minerais macios **(Carvalho et al., 1996)**.

Também se verificou uma diferença significativa entre os grupos A e C no teste LSD. Não existem estudos anteriores que comparem a resistência de união entre o esmalte e a dentina tratados com a técnica IDS, mas para comparação foi referido que o princípio da técnica IDS era criar uma interfase ou camada de interdifusão, também chamada camada híbrida **(Nakabayashi *et al.*, 1991)** pela interpenetração de monómeros nos tecidos duros. Esta abordagem foi um marco porque, uma vez que a resina infiltrada é polimerizada, pode gerar uma ligação "estrutural" semelhante à interfase formada na junção dentino-esmalte (DEJ) **(Magne, 2005)**.

Para fazer uma comparação próxima com o que foi estudado anteriormente, a comparação será entre a força de ligação do esmalte e do DEJ, portanto, em relação a isso, os nossos resultados discordam dos resultados de um estudo de **Shimada et al. (2003)**, sem diferença significativa entre a força de ligação do esmalte e do DEJ, provavelmente devido à utilização de um sistema de ligação diferente (Clearfill SE bond). Mas os nossos resultados concordam com os resultados de um estudo efectuado por **Li *et al.* (2011)**.

Por outro lado, houve uma diferença significativa na média de insucesso dos grupos B e C, uma vez que a diferença entre as técnicas IDS e DDS foi direcionada para a melhoria da resistência de união da dentina a diferentes restaurações indiretas pela preservação da camada híbrida. Nossos resultados concordam com os resultados de **Magne *et al.* (2005)** e com os resultados de um estudo realizado por **Yu-Sung Choi e In- Ho Cho** (**2010**). **(2012),** isto provavelmente deveu-se ao facto de os espécimes terem sido lixados à mão com uma lixa de carboneto de silício de grão 600 sob água para criar uma superfície de dentina lisa e uma camada de esfregaço, e à utilização de cimento autoadesivo (Relyx Unicem), que pode ter resultado na diferença de resultados.

4.3 Modo de falha

As análises de falha da lâmina laminada deram origem a diferentes formas de falha, desde a descolagem em (58%) do total das amostras, e fratura (8%) do total das amostras e, em alguns casos, fratura do dente sem descolagem (33%) do total das amostras.

Com o tipo de falha de descolagem a ser dominante, o que está de acordo com a forma de falha de IPS e.max CAD num estudo de **Abdulkhaliq e Alrawi, (2014),** isto pode ser atribuído às elevadas tensões que se desenvolvem diretamente abaixo da área carregada na interface do cimento. As tensões interfaciais surgem porque a cerâmica tem um módulo de elasticidade maior do que o dente ou o cimento (**Lin *et al.*, 2012**). No entanto, a cerâmica à base de sílica gravada com ácido fluorídrico tem uma superfície de alta energia altamente retentiva que é altamente suscetível à contaminação **(Pollington *et al.*, 2010).** Isto faz com que as ligações cerâmicas pré-tratadas sejam negativamente influenciadas por factores externos, como a absorção de água, alterações de temperatura e contaminação por luvas de látex, saliva e o verificador de ajuste **(Mangani et al., 2007)**. Também se verificou que o condicionamento hidrofluorídrico gera uma quantidade significativa de detritos cristalinos que contaminam a superfície da porcelana e podem reduzir a resistência de união em 50%, o que pode ser considerado como outra explicação para a menor resistência de união na interface cimento/verniz **(Mizrahi, 2007).**

O tipo de fratura de falha foi apenas em (8%) do número total de amostras, a possível causa da fratura é A tensão dentro da porcelana é principalmente compressiva com carga oclusal **(Seymor *at al.*, 2001)** a carga neste estudo foi aplicada a 45 graus em relação ao longo eixo do espécime até que a falha ocorresse. Esta direção de força foi escolhida no estudo porque simulava mais de perto as forças oclusais dirigidas contra os pré-molares superiores, notou-se que todas as linhas de fratura eram horizontais. Isto pode ser explicado pela constatação de que a distribuição da tensão está confinada ao terço médio mesiodistalmente, e um nível relativamente alto de tensão é evidente na metade oclusal do pré-molar **(Swift e Friedman, 2006).**

A presença do esmalte não só produz uma ligação altamente previsível e estável, como também transmite rigidez ao dente, semelhante a um coping metálico rígido associado a uma restauração metalo-cerâmica. Na ausência de esmalte superficial, o dente pode ser mais propenso à flexão durante a carga **(Lin *et al.*, 2012).**

A média mais elevada de carga de falha dos grupos experimentais registada no nosso estudo foi para o grupo A (393 N), a força de mordida normal de um indivíduo jovem saudável no único pré-molar do punho superior é (285 N) **(Biswas *et al.*, 2013),** Por outro lado, outros investigadores assumiram (170N) como a força de mastigação para pré-molares e 500 N foi assumido como a carga parafuncional pesada de bruxismo e oclusão traumática **(Nakamura *et al.*, 2001).**

Isto indica que as técnicas e os materiais utilizados no nosso estudo têm a capacidade de suportar a carga funcional normal de um indivíduo saudável, com algumas modificações que podem ser atribuídas a doentes com hábitos parafuncionais.

São necessárias mais investigações para estudar a relação entre a resistência de união do esmalte com restauração indireta e o substrato de dentina tratado com IDS com restauração indireta, uma vez que há falta de tais investigações na literatura.

CAPÍTULO 5

Conclusões e sugestões

5.1 Conclusões:

Dentro dos limites deste estudo in vitro, foram obtidas as seguintes conclusões:

1. O melhor substrato para a colagem de facetas laminadas é o esmalte, uma vez que apresenta uma maior resistência à colagem do que a dentina.
2. A técnica IDS para a colagem de facetas laminadas proporcionou uma ligação mais forte com a dentina do que a técnica DDS.
3. Os resultados da colagem de dentina foram inferiores aos da colagem de esmalte, mas ainda dentro dos limites aceitáveis para aplicações clínicas.
4. O modo de falha variou entre descolamento e fratura, sendo a taxa de descolamento mais elevada.
5. Neste estudo, verificou-se que, embora o esmalte continue a ser o substrato dentário mais favorável para restaurações adesivas indirectas, o desenvolvimento de técnicas de ligação como a IDS tornou a dentina um substrato dentário aceitável para restaurações adesivas indirectas quando é inevitável.

5.2 Sugestões

1. Falha de PLV utilizando diferentes técnicas de ligação sob carga cíclica.

2. Microinfiltração dePLV colado pelas técnicas IDS e DDS.

3. Medição da resistência ao cisalhamento daPLV ligada ao esmalte e à dentina pela técnica IDS.

4. Falhas dePLV sob carga estática utilizando diferentes materiais de ligação.

Referências

A

- **Aasen SM**. História da colagem dentária. Atualização em Estética Dentária. 1990; 1:43-46.
- **Abdo SB, Masudi SM, Luddin N, Husien A, Khamis MF**. Fratura

Resistência de canais radiculares com excesso de alargamento preenchidos com MTA e à base de resina

Material: um estudo in vitro. *Braz J Oral Sci* 2012; 11(4):451-57.
- **Abdul Khaliq A, Al-Rawi I**. Resistência à fratura de facetas laminadas utilizando diferentes materiais e técnicas de restauração (um estudo comparativo in vitro). J Bagh College Dentistry. 2014; 26(4):1-8.
- **Aboucaya WA.** O sorriso dento-labial e a beleza do rosto, Tese) 1973; 50. Academia deParis, Universidade deParis VI.
- **Addison O, Fleming GJP, Marquis PM**. O efeito da termociclagem na resistência dos materiais de facetas laminadas de porcelana (PLV), Dent. Mater 2003;19:291-297.
- **Addison O, Marquis PM, Fleming GJP**. Cimentação adesiva de restaurações de cerâmica pura - o impacto das variáveis de cimentação e do armazenamento de água a curto prazo na resistência de uma cerâmica dentária feldspática. J Adhes Dent 2008; 10: 285-294.
- **Adolfi D, Scopin de Andrade O**. Facetas de dissilicato de lítio: Um relato de caso sem preparação de dentes. *Spectrum dialogue* 2011; 10(9):18-35.
- **Aguilar-Mendoza JA, Rosales-Leal JI, Rodriguez-Valverde MA, Gonzalez-Lopez S, Cabrerizo-Vilchez Ma.** Molhabilidade e adesão de adesivos autocondicionantes: Influência da camada de esfregaço. Dent Mater 2008; 24:994-1000.
- **Ai S, Ishikawa T.** "Ohaguro: costume tradicional de coloração de dentes no Japão. Int Dent J 1965; 15:426.
- **Akoglu B, Gemalmaz D**. Resistência à fratura de facetas cerâmicas com

diferentes desenhos de preparação. J Prostho Dont 2011; 20(5):380-384.

- **Alhekeir DF, Al-Sarhan RA, Mashaan AF.** Facetas laminadas de Porcealin: inquérito clínico para avaliação de falhas. Saudi dent J 2014; 26(2): 63-67.
- **Al-Huwaizi HF**. Uma análise de elementos finitos do efeito de diferentes designs de margens e posições de carga na concentração de tensões em facetas de porcelana. J CollegeDentistry 2005; 17(2): 8-12.
- **Aliain LR.** Uma restauração de cerâmica colada por esmalte e resina para incisivos fracturados. J Prosthet Dent 1975; 33(3):287-93.
- **Al-Joboury A.K e Zakaria M.R.** Uma avaliação da influência de diferentes linhas de acabamento na resistência à fratura de coroas de zircónia de contorno completo CAD/CAM e coroas de cerâmica pura de prensagem a quente. J. Bagh. Colleg. Dent.2015; 27(1): 54-62.
- **Anderson JN**. O valor dos dentes. Br Dent J 1965; 119:98.
- **Andersson GB, Chapman JR, Dekutoski M B, et al**. Não fazer mal: o equilíbrio entre "beneficência" e "não-maleficência". Spine. 2010; 35(09):2-8.
- **Anderson CJ, Kugel G, Sharma S**. O que fazer e o que não fazer com as facetas laminadas de porcelana. Programa de reconhecimento de educação continuada da ADA, 2013.
- **Anusavice KJ, Lee RB**. Efeito da temperatura de cozedura e da exposição à água na propagação de fissuras em porcelana não vidrada, J. Dent. Res. 1989; 68;1075-1081.
- **Archangelo C.M., Rocha E.P., Anchieta R.B., Martin M.Jr., Freitas A.C.Jr., Ko C., Cattaneo P.M.** Influência da redução da cúspide vestibular no uso de facetas laminadas de porcelana em pré-molares. Um estudo comparativo utilizando análise de elementos finitos tridimensional**.** J. prost. Resea. 2011; 55(4): 221-227.
- **Arrais CAG, Ruggeberg FA, Waller JL, Goes MF, Giannini M.** Efeito do modo de polimerização nas características de polimerização de sistemas de cimento resinoso de polimerização dual. J Dent. 2008; 36(6):418-426.
- **Ashanti DB, Mojdeh D, James FS.** Um Compêndio de Cimentos Permanentes

Contemporâneos: Considerações clínicas para o novo dentista na seleção do cimento permanente apropriado para restaurações indirectas. O novo dentista 2013.

- **Atsu SS, A ka PS, Kucukesmen HC, et al.** Alterações relacionadas com a idade no esmalte dentário, medidas por microscopia eletrónica: implicações para as facetas laminadas de porcelana. J Prosthet Dent. 2005; 94(4):336-341.

- **Attar N, Tam LE, McComb D.** Propriedades mecânicas e físicas dos agentes de cimentação dentária contemporâneos. Jornal de Medicina Dentária Protética. 2003; 89: 127-134.

B

- **Bakeman EM, Goldstein RE, Sesemann MR**. Estética responsável: haverá um regresso à medicina dentária estética conservadora? Inside Dent 2010; 6(6):36.

- **Bedran-Russo AK, Castellan CS, Shinohara MS, Hassan L, Antunes A.** Caracterização de matrizes dentinárias biomodificadas para potenciais terapias preventivas e reparadoras. Ata Biomater. 2011; 7: 1735-41.

- **Bertshinger C, Paul SJ, Luthy H, Schaerer P.** Aplicação dupla de agentes de ligação à dentina: o seu efeito na resistência da ligação. Am J Dent. 1996; 9: 115-119.

- **Biswas BK, Bag S, Pal S**. Análise biomecânica de dentes normais e implantados utilizando a medição da força de mordida. Int J Eng sci. 2013; 4(2):17-23.

- **Blatz MB, Sadan A, Kern M**. Colagem de resina-cerâmica: Uma revisão da literatura. J Prosthet Dent 2003; 89(3):268-274.

- **Bouvier D, Duprez JP, Nguyen D, Lissac M**. Um estudo in vitro de dois sistemas adesivos: terceira e quarta gerações, Dent Mater 1993; 9:355-369.

- **Brunton PA, Wilson NH.** Preparações para facetas laminadas de porcelana na prática dentária geral. BrDentJ. 1998; 184(11):553-556.

- **Buonocore MG**. Um método simples para aumentar a adesão de materiais de enchimento acrílicos às superfícies de esmalte. J Dent Res. 1955;34:849-853

- **Burgess JO, Ghuman T, Cakir D.** Cimentos de resina auto-adesivos. J Esthet Restor Dent. 2010; 22(6):412-419.

- **Burgess J, Ghuman T**. Um guia prático para a utilização de cimentos de cimentação. Uma publicação revista por pares. Acedido a 6 de agosto de 2012

- **Burrow MF, Kitasako Y, Thomas CD, e Togami J.** Comparação da resistência de união ao microcisalhamento do esmalte e da dentina do sistema de priming autocondicionante de dois passos com o sistema cinco em um. Oper dent. 2008; 33(4):456-460

C

- **Cagidiaco MC, Ferrari M, Garberoglio R, et al**. Proteção contra a contaminação da dentina após preparação mecânica para facetas. Am J Dent. 1996; 9:5760.

- **Calamia JR**. Facetas faciais de porcelana gravada: uma nova modalidade de tratamento baseada em evidências científicas e clínicas. NY J Dent. 1983; 53(6):255-259.

- **Calamia JR, Simonsen RJ.** Efeito dos agentes de acoplamento na resistência de união da porcelana condicionada [resumo 79]. J Dent Res 1984; 63:179.

- **Calamia JR**. O estado atual das restaurações de facetas de porcelana gravadas. J Philipp Dent Assoc. 1996; 47(4):35-41.

- **Calamia JR, Calamia CS**. Facetas laminadas de porcelana: razões para 25 anos de sucesso. Dent Clin North Am 2007; 51(2):399-417.

- **Cardoso Pde C, Loguercio AD, Vieira LC, Baratieri LN, Reis A**. Efeito de tempos de aplicação prolongados na resistência de união resina-dentina. J Adhes Dent. 2005; 7:143-9.

- **Cardoso MV, de Almeida Neves A, Mine A, Coutinho E, Van Landuyt K, De Munck J, Van Meerbeek B**. Aspectos actuais sobre a eficácia e estabilidade da colagem em odontologia adesiva. Aust Dent J. 2011; 56(1):31-44.
- **Carvalho RM, Yoshiyama M, Pashley EL, Pashley DH.** Estudo in vitro sobre as alterações dimensionais da dentina humana após a desmineralização. Arch Oral Biol. 1996;41:369-377.
- **Castelnuovo J, Tjan A H, Phillips K, et al**. Carga de fratura e modo de falha de facetas cerâmicas com diferentes preparações. J Prosthet Dent. 2000; 83(2):171-180.
- **Chaiyabutr, Y., et al.** Efeito da cor do dente do pilar, da cor do cimento e da espessura da cerâmica na cor ótica resultante de uma coroa reforçada com dissilicato de lítio em cerâmica de vidro CAD/CAM. J Prosthet Dent, 2011; 105(2):83-90.
- **Chen, J.H., et al.** Avaliação clínica de 546 dentes manchados de tetraciclina tratados com facetas laminadas de porcelana. J Dent, 2005; 33(1):3-8. 2.
- **Cherukara G, Davis G, Seymour K, Sou L e Samarawickrama D.** Exposição da dentina na preparação dos dentes para facetas de porcelana: um estudo piloto. J Prosthet Dent 2005; 94 (5): 414-20
- **Cohen RG, Razzano MV**. Selamento imediato da dentina utilizando um sistema de colagem autocondicionante antibacteriano. *Pract ProcedAesthet Dent.* 2006; 18(9): 561-565.
- **Choice™!** cimento fotopolimerizável para folheados. Catálogo; 2010
- **Christensen GJ**. Os cimentos de resina devem ser utilizados em todas as cimentações? Journal ofADA2007; 138:817-819.
- **Chun YH, Raffelt C, Pfeiffer H, et al.** Restauração da resistência de incisivos com facetas e coroas totais de cerâmica. J Adhes Dent. 2010; 12(1):45-54.
- **Chunling Ge, Chad C. Green, Dalene Sederstrom, Edward A. McLaren, Shane N.** White. Efeito da espessura da porcelana e do esmalte nas cargas de falha das facetas de porcelana in vitro. J prosth dent. 2014, 111(5); 7-380.
- **Culp, L. e McLaren, E.A.** Dissilicato de lítio: O Material Restaurador de

Múltiplas Opções. Compêndio de Educação Contínua em Medicina Dentária. 2010:31, 716-725

- **Culp L, McLaren EA.** Análise do sorriso - parte I: A técnica de desenho do sorriso do Photoshop. Journal of cosmetic dentistry 2013; 29(1): 94-108.

D

-**D'Arcangelo Cl,De Angelis F, Vadini M, Zazzeroni S, Ciampoli C, D'Amario M**. Resistência à fratura in vitro e deflexão de dentes restaurados com pinos de fibra e preparados para facetas. *JEndod2008*; 34(7):838- 841.

- **Dalby R, Ellakwa A, Millar B, Martin FE.** Influência do IDS na resistência de união ao cisalhamento de cerâmica prensada cimentada à dentina com cimento resinoso autocondicionante. Int J dent. 2012;

- **Darr AH, Jacobsen PH.** Conversão de cimentos de cimentação de dupla polimerização. J Oral Rehabil. 1995;22:43-47.

- **Deepa VL, Damaraju B, Priyadharsini BI, Subbarao VV, Raju KR.** Avaliação comparativa da resistência de união ao microcisalhamento dos agentes de união das gerações 5(th), 6(th) e 7(th) à dentina coronal versus dentina no pavimento da câmara pulpar: Um estudo in vitro. J Int Oral Health 2014; 6(5):72-6.

- **Della Bona A, Anusavice KJ.** Microestrutura, composição e topografia de condicionamento ácido de cerâmicas dentárias. Int J Prosthodont. 2002; 15(2): 159-167.

- **Della Bona A, Kelly JR.** O sucesso clínico das restaurações em cerâmica pura. J Am DentAssoc 2008; Suppl 139:8-13.

- **Della Bona A**. Colagem de cerâmica: Evidências científicas para a clínica odontológica. São Paulo: Artes Médicas, 2009.

- **De Munck J, Van Meerbeek B, Satoshi I, et al**. Resistência de união à microtensão de adesivos autocondicionantes de um e dois passos ao esmalte e dentina cortados com broca. Am J Dent. 2003; 16:414-420.
- **De Munck J, Van Meerbeek B, Yoshida Y, et al.** Quatro anos de degradação pela água de adesivos total-etch colados à dentina. *J Dent Res*. 2003; 82(2):136-140.
- **Denry I.L, Rosenstiel S.F.** Transformações de fase em porcelanas dentárias feldspáticas. Em Biocerâmica: Materiais e aplicações. Sociedade Americana de Cerâmica: Westerville, OH, EUA, 1995; pp. 149- 156.
- **Denry IL.** Avanços recentes em cerâmica para medicina dentária. Crit Rev Oral Biol Med 1996; 7(2):134-143.
- **Diaz-Arnold AM, Vargas MA, Haselton DR**. Estado atual dos agentes de cimentação para prótese fixa. J Prosthet Dent 1999; 81:135-141.
- **Dietschi D, Magne P, Holz J.** Restaurações cerâmicas coladas ao dente: avaliação in vitro da eficiência e do modo de falha de dois adesivos modernos. Schweiz Monatsschr Zahnmed. 1995;105:299-305
- **Dietshi D,Hertzfeld D**. Avaliação in-vitro da adaptação marginal e interna de restaurações de resina composta Classll após stress térmico e oclusal. Eur JOral Sci. 1998; 106:1033-1042.
- **Dietschi D, Monasevic M, Krejci I, et al**. Adaptação marginal e interna de restaurações de Classe II após colocação imediata ou retardada de compósito. J Dent. 2002; 30:259-269.
- **DiMatteo AM.** Dissecando o debate sobre a ética da odontologia estética. Inside Dentistry 2007;3(8):56-8
- **DiMatteo A. M.** Prep vs no-prep: a evolução das facetas. Inside Dentistry. 2009;5(6):72-79
- **Donovan T.** Factores essenciais para o sucesso das restaurações em cerâmica pura. J Am Dent Assoc 2008; Suppl 139:14-18.
- **Duarte RM, de Goes MF, Montes MA**. Efeito do tempo na resistência de união à tração de cimento resinoso colado à dentina e compósito de baixa viscosidade.

J Dent 2006; 34:52-61.

- **Duarte S Jr, de Freitas CR, Saad JR, et al.** O efeito do selamento imediato da dentina na adaptação marginal e resistência de união dos adesivos total-etch e self-etch. J Prosthet Dent. 2009; 102(1): 1-9.

- **Dumfahrt H.** Facetas laminadas de porcelana. Uma avaliação retrospetiva após 1 a 10 anos de serviço: parte I - resultados clínicos. Int J Prosthodont. 2000; 13:9-18.

- **Dumfahrt H, Schaffer H.** Facetas laminadas de porcelana: uma avaliação retrospetiva após 1-10 anos de serviço. Int J Prosthodont 2000; 13:9-18.

E

- **Edelhoff D, Sorensen JA.** Remoção da estrutura dentária associada a vários desenhos de preparos para dentes anteriores. J Prosthet Dent. 2002; 87(5):503-509.

- **Eick JD, Wilko RA, Anderson CH, Sorensen SE**. Microscopia eletrónica de varrimento de superfícies dentárias cortadas e identificação de detritos através da utilização da microssonda eletrónica. *J Dent Res*. 1970; 49:1359-1368.

- **Eskimez $, izgi AD. Rezin Simanlar. Adeziv Kopruler ve Klinik Uygulamalari.** 1ª edição. Istanbul: Quintessence Yayincilik; 2008; 149-160.

F

- **Fasbinder Dj**. Uma avaliação clínica de coroas CAD/CAM de dissilicato de lítio em cadeira: um relatório de dois anos. J AmDentAssoc. 2010; 141 (2):10-4.

- **Faus-Matosesa I, Sola-Ruizb F**. Preparação dentária com acabamento sónico vs acabamento de alta velocidade: análise da microinfiltração em restaurações de facetas coladas. J Adhes Dent 2013, 15(10); 1-6.

- **Fusayama A, Kohno A**. Marginal closure of composite restorations with the gingival wall in cementum/dentin, *JProsthet Dent* 61(3):293-296, 1989.

- **Fennis W.M., Kuijs R.H., Barink M., Kreulen C.M., Verdonschot N., Creugers N.H.** Poderão as tensões internas explicar a resistência à fratura das restaurações de compósito para colocação de cúspides Eur J Oral Sci, 2005;113:443-448
- **Ferrari M, Tay FR.** Sensibilidade da técnica de colagem em dentina vital e condicionada com ácido. Oper Dent. 2003; 28:3-8.
- **Fons-Font, A., Sola-Ruiz, M.F., Granell-Ruiz, M., Labaig-Rueda, C.** e **Martinez-Gonzalez, A.** Escolha da cerâmica para uso em tratamentos com facetas laminadas de porcelana. Medicina Oral, Patologia Oral y Cirugia Bucal, 2006; 11:297-302.
- **Frankenberger R, Sindel J, Kramer N, et al.** Resistência da ligação à dentina e adaptação marginal: resinas compostas directas vs inlays cerâmicos.Oper Dent. 1999; 24:147-155.
- **Frankenberger R, Lopes M, Perdigao J, et al.** A utilização de compósitos fluidos como adesivos de preenchimento. *Dent Mater.* 2002; 18:227-238.
- **Frankenberger R, Strobel WO, Lohbauer U, et al.** O efeito de seis anos de armazenamento em água na adesão de resina composta à dentina humana. *J* Biomed Mater Res B Appl Biomater. 2004; 15; 69(1):25-32.
- **Frankenberger R, Lohbauer U, Schaible RB, Nikolaenko SA, Naumann M.** Luting of ceramic inlays in vitro: marginal quality of self-etch and etch and rinse adhesives versus self-etch cements. Dent Mater 2008; 24(2):185-191.
- **Freedman G.** Fifth generation bonding systems: state of the art in adhesive dentistry, J Can Dent Assoc 1997; 63(6):347-350.
- **Freedman G, Leinfelder K.** Sistemas adesivos de sétima geração, Dent today 2002;21:106-111.
- **Freedman G.** Medicina dentária estética contemporânea. Mosby: EUA, 2012
- **Friedman MJ.** Uma revisão de 15 anos do insucesso das facetas de porcelana - uma observação clínica. Compend Contin Educ Dent 1998; 19(6):625-38.

- **Furukawa K, Inai N, Tagami J.** Os efeitos da ligação da resina de cimentação à dentina na resistência da dentina suportada por resina composta indireta. Dent Mater 2002; 18:136-42.

G

- **Giordano R.** Uma comparação de sistemas de restauração em cerâmica pura. J Mass Dent Soc. 2002; 50(4):16-20.
- **Giordano R.** Materiais para restaurações produzidas por CAD/CAM no consultório. J Am DentAssoc 2006; 137(1): 14-21.
- **Giordano R, McLaren EA.** Visão geral das cerâmicas: Classificação por microestrutura e métodos de processamento. Compend Contin Educ Dent 2010; 31(9):682-684.
- **Goldstein RE**. Esthetics in dentistry. Londres: Decker Inc., 1998.
- **Gonzaga CC, Cesar PF, Miranda WG Jr, Yoshimura HN**. Crescimento lento de trincas e confiabilidade de cerâmicas odontológicas. Dent Mater 2011 * 27(4):394-406.
- **Griffin J.D. Jr.** Usando Liners Bioativos: Estimulando a Formação de Dentina Pós-Traumática. dent hoje 2012; 31(10): 132-134
- **Guerini V.** A history of dentistry from the most ancient times until the end of the eighteen century. Nova Iorque: Millford house, 1969.
- **Gurel G.** A Ciência e a Arte das Facetas Laminadas de Porcelana. Alemanha: Quintessence Publishing, 2003.
- **Gwinnett AJ.** Dentina húmida versus dentina seca: o seu efeito na resistência de união ao cisalhamento. Am J Dent 1992; 5: 127-129.
- **Gwinnett AJ**. Resistência de união da dentina após secagem ao ar e re-humedecimento. Am J Dent.

H

- **Hao Yu, Ming Zheng, Run Chen, Hui Cheng**. *Seleção adequada de cimentos dentários contemporâneos.* OHDM2014; 13(1); 54-59. 1994; 144-148.
- **Hashimoto M, Ohno H, Yoshida E, et al.** Ligações resina-esmalte efectuadas

com primers autocondicionantes em esmalte polido. *Eur J Oral Sci.* 2003; 111(5):447-453.

- **Hekimoglu C, Anil N, Yalcin E.** Estudo da microinfiltração de facetas laminadas cerâmicas por autoradiografia: efeito da preparação do bordo incisal. J Oral Rehabil 2004; 31:265-70.
- **Heymann HO**. Bem no Ron. J Esthet Restor Dent 2007; 19(1):1-2.
- **Heyman H.O. Bayne S.C.** Conceitos actuais na colagem de dentina: foco nos factores dentinários *Journal of American Dental Association* 1993; 124(5)26-36.
- **Hill EE.** Cimentos dentários para cimentação definitiva: uma revisão e considerações clínicas práticas. Dent Clin N Am 2007; 51:643-658.
- **Horn, H.R.** Faceta de Porcelana Laminada Colada ao Esmalte Gravado. Revisão. Dental Clinic ofNorth America, 1983; 27' 671-684.
- **Hu J, Zhu Q**. Efeito do selamento imediato da dentina no tratamento preventivo da hipersensibilidade pós-cimentação. Int J Prosthodont 2010; 23:49-52.

I

- **Ibarraa G, Johnsona GH, Geurtsena W, Vargas MA**. Microinfiltração de restaurações de facetas de porcelana coladas ao esmalte e à dentina com um novo cimento dentário autoadesivo à base de resina.j.dental 2006; 1(13): 1-8.
- **Iseri U, Oztupark MO, Ozturk Z, Kazazoglu E, Arnu T**. Efeito do laser ER:YAG na resistência à descolagem de facetas laminadas. Eur J dent. 2014; 8(1):58-62.
- **Ishikawa-Nagai, S., et al.** Avaliação clínica da percetibilidade das diferenças de cor entre dentes naturais e coroas totalmente em cerâmica. J Dent, 2009; 37(1):57-63.
- **Ivoclar Vivadent**. Documentação Científica IPS e.max CAD, Lichtenstein; 2011.
- **Ivoclar Vivadent.** Vitablocs Mark II. Ciência dos Materiais e Estudos Clínicos; 2012.

J

- **Jacobson N, Frank CA.** O mito da ortodontia instantânea: um dilema ético. J Am Dent Assoc 2008; 139(4):424-33.

- **Javaheri D.** Considerações sobre o planeamento do tratamento estético com facetas que não envolvem preparação ou envolvem preparação mínima. J Am Dent Assoc. 2007; 138(3):331-337.

- **Jayasooriya PR, Pereira PN,Nikaido T, et al**. Eficácia de um revestimento de resina na resistência de união do cimento resinoso à dentina. J Esthet Restor Dent. 2003; 15:105113.

- **Jayasooriya PR, Pereira PN, Nikaido T, et al.** O efeito de um "revestimento de resina" na adaptação interfacial de inlays de compósito. Oper Dent. 2003; 28:28-35.

- **Jhaveri HM, Balaji PR.** Nano tecnologia: O futuro da medicina dentária. J Indian Prosthodont Soc 2005; 5:15-17.

- **Johnson GH, Hazelton LR, Bales DJ, et al.** O efeito de um selante à base de resina na retenção da coroa para três tipos de cimento. J Prosthet Dent. 2004; 91:428-435.

- **Jorge P.** Novo desenvolvimento I adesão dentária. Dent clin N Am 2007; 51:57-333

K

- **Kanca J**. Um método de colagem à estrutura dentária utilizando ácido fosfórico como condicionador da dentina-esmalte. Quintessence Int. 1991; 22:285-290.

- **Kanca J**. Melhoria da resistência de união através do condicionamento ácido da dentina e da união a superfícies de dentina húmida. J Am Dent Assoc. 1996; 123:35-43.

- **Karmer IRH, McLean JW**. Alterações na reação de coloração da dentina resultantes de um constituinte da nova esina autopolimerizável Brit Dent J. 1952;

92:150-153.

- **Kassem AS, Atta O, El-Mowafy O**. Efeitos combinados da termociclagem e da ciclagem de carga na microinfiltração de coroas de molares de desenho assistido por computador/fabricação assistida por computador. Int J Prosthodont 2011; 24(4):376-378.
- **Kato H, Matsumura H, Atsuta M.** Efeito do condicionamento ácido e do jato de areia na resistência de união à porcelana sinterizada de resina não preenchida. J Oral Rehabil 2000; 27:103-110.
- **Kelly JR.** Cerâmica dentária: O que é isto afinal? JADA 2008; 139(4):4- 7.
- **Kelly JR, Benett P.** Materiais cerâmicos em medicina dentária: evolução histórica e prática atual. Aust Dent Journal 2011; 56 (1):84-96.
- **Khatib D, Katamish H, Ibrahim AS**. Carga de Fratura de Dois

Facetas de cerâmica CAD/CAM com diferentes desenhos de preparação. *Cairo Dental Journal* 2009; 25 (3), 425:432.
- **Kiremitci A, Yalcin F, Gokalp S**. Colagem ao esmalte e à dentina utilizando um sistema adesivo autocondicionante. Quintessence int. 2004; 35(5): 70-367.
- **Klein-Junior CA, Zander-Grande C, Amaral R, Stanislawczuk R, Garcia EJ, Baumhardt-Neto R, Meier MM, Loguercio AD, Reis A.** Evaporação de solventes com uma corrente de ar quente: efeitos nas propriedades da camada adesiva e na resistência de união à resindentina. J Dent. 2008; 36:618-25.
- **Kois JC.** Oclusão funcional I: gestão orientada pela ciência. Centro Kois, Seattle (WA), 2007.
- **Korkut L, Cotert HS, Kurtulmus H**. Adaptação marginal, interna e microinfiltração de infra-estruturas de zircónia. Opera Dent Jour. 2011; 36(1):72-79.
- **Korban, Mohammed**. O efeito da espessura da cerâmica e da tonalidade do cimento resinoso na cor de facetas laminadas de porcelana sobre subestruturas descoloridas. Uma tese de mestrado, Universidade de Tufts, 2015
- **Krithikadatta J**. Eficácia clínica dos agentes de ligação à dentina contemporâneos. J Conserv dent 2010; 13:173-83.

- **Kurokawa H., Miyazaki M, Takamizawa T, Rikuta A, Tsubota K, Uekusa S.** Avaliação clínica num ano de cinco sistemas adesivos de passo único em lesões cervicais não cariosas. Dent Mater J- 2007; 26:14-20.

L

- **Lambade D.P. Gundawar S.M. Radke U.M.** Avaliação da ligação adesiva de material cerâmico de dissilicato de lítio com agentes de cimentação de resina duplamente curados. JCDR 2015; 9(2): 1-5.
- **LeSage BP.** Revisitando o desenho de facetas mínimas e sem preparação: uma técnica passo a passo. J CalifDent Assoc. 2010; 38(8):561-569.
- **LeSage B. Wells D. Facetas** e facetas sem preparação. J.Cosm. dent. 2011; 27(2):66-76.
- **LeSage B.** Estabelecimento de um sistema de classificação e critérios para preparações de folheados. Compêndio 2013, 34(2); 104-116.
- **Li F, Liu X, Zhang L, Shen L, Chen J.** Eficiência de ligação da zona DEJ. EurJoral sci.2011;119(3):40-232
- **Lin CP, Douglas WH, Erlandsen SL.** Microscopia eletrónica de varrimento do colagénio tipo I na junção dentina-esmalte de dentes humanos. J Histochem Cytochem. 1993;41:381-388.
- **Lin CP, Douglas WH.** Relações estrutura-propriedade e resistência a fissuras na junção dentina-esmalte bovino. J Dent Res. 1994;73:1072-1078
- **Lin TM, Liu PR, Ramp LC, Essig ME, Givan DA, Pan YH.** Resistência à fratura e discrepância marginal da faceta laminada de porcelana influenciada pelo desenho da preparação e material de restauração in vitro. J dent. 2012; 40(3):9-202.
- **Loguercio AD, Raffo J, Bassani F, Balestrini H, Santo D, do Amaral RC, Reis A.** Avaliação clínica de 24 meses em lesões cervicais não cariosas de um adesivo etch-and-rinse de dois passos aplicado com movimento de fricção. Clin Oral Investig. 2011; 15:589-96.
- **Lowe RA.** Ortodontia instantânea: uma opção estética alternativa. Dent Prod Rep

2002; 36(4): 50-2

M

- **Magne P, Kwon KR, Belser UC, et al.** Propensão à fissuração de facetas laminadas de porcelana: uma avaliação operatória simulada. J Prosthet Dent. 1999a; 81:327-334.

- **Magne P, Versluis A, Douglas WH.** Efeito da contração do compósito de cimentação e das cargas térmicas na distribuição de tensões em facetas laminadas de porcelana. J Prosthet Dent. 1999b; 81:335-344.

- **Magne P, Douglas WH.** Otimização do design e evolução das cerâmicas coladas para a dentição anterior: uma análise de elementos finitos. Quintessence Int. 1999a; 30(10):661-672.

- **Magne P, Douglas WH.** Racionalização da odontologia restauradora estética baseada na biomimética. JEsthetDent. 1999b; 11:5-15.

- **Magne P., Douglas W.H.** Otimização da resiliência e da distribuição de tensões em facetas de porcelana para o tratamento de incisivos com fratura da coroa, Int. J. Periodontics Restorative Dent. 19 1999c 543-553

- **Magne P, Perroud R, Hodges JS, et al.** Desempenho clínico de facetas de porcelana de conceção inovadora para a recuperação do volume e comprimento coronais. Int J Periodontics Restorative Dent. 2000; 20:440-457.

- **Magne P, Belser UC.** Restaurações de porcelana coladas na dentição anterior - uma abordagem biomimética. Chicago: Quintessence Publishing Co; 2002a.

- **Magne P, Belser U.** Compreender o dente intacto e o princípio biomimético. Em: Magne P, Belser U, eds. Bonded Porcelain Restorations in the Anterior Dentition- A Biomimetic Approach (Restaurações de porcelana coladas na dentição anterior - uma abordagem biomimética). Chicago: Quintessence Publishing Co., 2002b:23-55.

- **Magne P.** Selamento imediato da dentina: Um Procedimento Fundamental para

Restaurações Indirectas Coladas. J Esth and Restor Dentis 2005; 17(3):144-155.

- **Magne P, Kim TH, Cascione D, et al.** O selamento imediato da dentina melhora a resistência de união das restaurações indirectas. J Prosthet Dent. 2005; 94(6):511-519 .

- **Magne P, Magne M.** Utilização de waxup aditivo e mock-up intra-oral direto para preservação do esmalte com facetas laminadas de porcelana. Dent 2006; 1(1); 10-19.

- **Magne P, Woong-Seup S, Cascione D.** O selamento imediato da dentina suporta a colocação tardia da restauração. J Prosthet Dent. 2007; 98:166-174.

- **Mandava D, Ajitha P, Narayanan LL.** Avaliação comparativa da resistência de união de adesivos total etch e auto etsh com aplicações únicas e múltiplas consecutivas: Um estudo in vitro J Conserv Dent 2009; 12:55-59.

- **Mangani F, Cerrutti A, Putignano A, Bollero R, Madini L.** Abordagem clínica das restaurações adesivas anteriores utilizando facetas de resina composta. A revista europeia de odontologia estética 2007; 2(2): 28-51.

- **Masafumi K et al.** Relação entre o grau de polimerização e a força de ligação ao esmalte com adesivos auto-adesivos (tudo-em-um ou 7ª geração). J Adhes Dent 2005; 7:300-05.

- **Mathew C A, Sebeena Mathew, Karthik K S**. Uma revisão sobre folheados laminados de cerâmica. J IADS 2010, 1(4); 33-37.

- **Matsumura, H., Aida, Y., Ishikawa, Y. e Tanoue, N.** Restaurações de facetas laminadas de porcelana coladas com um agente de ligação de silano de três líquidos e um compósito de cimentação de dupla ativação. Journal of Oral Science 2006; 48:261-266.

- **McCabe JF, Rusby S.** Dentine bonding-the effect of pre-curing the bonding resin. BrDent J. 1994; 176:333-336.

- **McClean JW.** Cerâmica na medicina dentária clínica. Br Dent J 1988; 164:187-94.

- **McLean JW, Kramer IRH.** Uma avaliação clínica e patológica de uma resina activada com ácido sulfínico para utilização em dentisteria de restauração. *Br Dent*

J. 1952; 93:255-269.

- **McLaren EA, Cao PT.** Análise do sorriso e desenho estético: Na zona. Inside dentistry 2009a; 5(7):44-48.
- **McLaren E.A , Cao PT.** Cerâmica em medicina dentária - parte 1: classes de materiais. Inside Dentistry. 2009b;5(9):94-103
- **McLaren, E.A. e Whiteman, Y.Y.** Cerâmica: Fundamentação para a seleção de materiais. Compêndio de Formação Contínua em Medicina Dentária 2010; 31:666668.
- **McLaren EA, LeSage B.** Facetas feldspáticas: quais são as suas indicações? Compend Contin Educ Dent. 2011; 32(3):44-49.
- **McLaren EA, Culp L.** Análise do sorriso a técnica de design de sorriso Photoshop: parte I.J de odontologia cosmética 2013, 29(1); 94-108.
- **Mclaren EA, Puri S.** Visão geral dos materiais Cerec: Diferentes selecções para restaurações de fresagem. Cerecdoctors: Quarter(1)2013;53-55
- **Medina AD, de Paula AB, de Fucio SB,** Puppin-Rontani **RM, Correr-Sobrinho L, Sinhoreti MA.** Adaptação marginal de restaurações indiretas utilizando diferentes protocolos de recobrimento de resina. Braz Dent J 2012; 23:672-8.
- **Meiers JC, Young D.** Durabilidade de dois anos do compósito/dentina.AmJDent 2001; 14:141-4.
- **Merriam-Webster.** Merriam-Webster's Collegiate Dictionary, 11ª edição. 2008. Merriam-Webster.
- **Mitra SB, Wu D, Holmes BN.** Uma aplicação da nanotecnologia em materiais dentários avançados. J Am Dent Assoc 2003; 134:1382-1390.
- **Miyazaki T, Hotta Y, Kunii J, Kuriyama S, Tamaki Y.** Uma revisão do CAD/CAM dentário: Estado atual e perspectivas futuras após 20 anos de experiência. Dental Materials Journal 2009; 28(1): 44-56.
- **Mizrahi B.** Facetas de Porcelana: Técnicas e precauções. *International Dentistry SA* 2007; 9(6):6-16.
- **Mobilio N., Fasiol A., Mollica F. e Catapano S.** Efeito de diferentes agentes de

cimentação na retenção da coroa cerâmica de dissilicato de lítio. J materials 2015; 8:1604-1611.

- **Mojdeh D, Braxton A, Simon JF**. Uma visão geral dos cimentos permanentes. Inside Dentistry. 2012;8(11):76-78

- **Mormann WH, Brandestini M, Lutz F, Barbakow F.** Inlays cerâmicos directos assistidos por computador na cadeira. Quintessence Int 1989; 20:329-339.

N

- **Nakabayashi N, Kojima K, Masuhara E.** A promoção da adesão através da infiltração de monómeros em substratos dentários. J Biomed Mater Res.1982; 16:265-273.

- **Nakabayashi N, Nakamura M, Yasuda N**. A camada híbrida como mecanismo de ligação à dentina. JEsthetDent. 1991; 3:133-138.

- **Nakamura T, Imanishi A, Kashima H, Ohyama T, Ishigaki S.** Análise de tensões de coroas de polímero sem metal utilizando o método dos elementos finitos tridimensionais. Int J Prosthodont 2001; 14:401- 405.

- **Naser S.H, Al-Zakka I.M.** Resistência de união de diferentes materiais de obturação do canal radicular. J Bagh College dent. 2013; 25(1): 14-20.

- **Nash R**. A t the chair: porquê uma preparação conservadora para facetas laminadas electivas. Estética Contemporânea e Prática Restauradora. 2002:70-76.

- **Nash RW.** O que há de diferente na estética IPS empress. CERP 2005; 52-7.

- **Nikhil V, Singh V, Chaudhry S.** Avaliação comparativa da resistência de união de três adesivos auto-condicionantes contemporâneos: Um estudo ex vivo. Contemp Clin Dent 2011; 2(2):94-7.

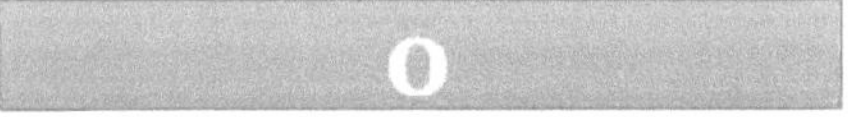

- **Obradovic-Duricic K., Medic V., Radisic M., Lausevic M.** Correlação entre o grau de conversão e a eluição de componentes lixiviáveis de cimentos à base de resina dentária, J. Serb. Chem. Soc. 2011; 76:1307-1323.

- **Okuda M, Nikaido T, Maruoka R, Foxton RM, Tagami J.** Resistências de ligação por microtensão à dentina do pavimento da cavidade em restaurações indirectas de compósito utilizando revestimento de resina. J Esthet Restor Dent 2007; 19:38-46.

- **Oliveira L, Mota EG, Borges GA, Burnett LH Jr, Spohr AM**. Influência de técnicas de selamento dentinário imediato na deflexão da cúspide e resistência à fratura de dentes restaurados com inlays de resina composta. Oper Dent 2014; 3 9:72-80.

- **Ozturk N, Aykent F.** Resistência de união à dentina de dois sistemas de inlays cerâmicos após cimentação com três técnicas diferentes e um sistema de união. J Prosthet Dent. 2003; 89:275-281.

- **Ozturk E, Bolay S, Hickel R,Llie N.** Resistência de união ao cisalhamento de facetas laminadas de porcelana ao esmalte, dentina e esmalte colado com diferentes sistemas de cimentação adesiva. J dent 2013; 41(2); 97-105.

P

- **Paradella TC, Koga-Ito CY, Jorge AO.** Atividade antibacteriana in vitro de sistemas adesivos sobre Streptococcus mutans. J Adhes Dent 2009; 11:95- 99.

- **Pashley DH, Pashley EL, Carvallo RM, et al**. Os efeitos da permeabilidade da dentina na dentisteria de restauração Dent Clin N Amer 1981; 46(2):211-245.

- **Pashley DH.** Os efeitos do condicionamento ácido no complexo pulpodentina. Oper Dent. 1992;17:229-242

- **Pashley EL, Comer RW, Simpson MD, Horner JA, Pashley DH, Caughman WF.** Permeabilidade da dentina: Selagem da dentina em preparações de coroas. Oper Dent 1992;17:13-20

- **Pashley D14, Ciucchi B, Sano H, Horner JA.** Permeabilidade da dentina às resinas adesivas. Quintessence Int. 1993; 24:618-63 1.

- **Pashley DH.** Dinâmica do complexo pulpo-dentina. Crit Rev Biol Med. 1996;7(2):104-133

- **Pashley DH, Carvallo RM.** Permeabilidade da dentina e adesão à dentina J Dent 1997;25:355-372

- **Pashley DH, Tay FR.** Agressividade dos adesivos autocondicionantes contemporâneos. Parte II: Efeitos de condicionamento em esmalte não polido. Dent Mater 2001; 17:430- 444.

- **Pashly DH.**A evolução da colagem de dentina. Dent hoje 2003 ;22(5):4-112

- **Pashley DH, Tay FR, Carvalho RM, Rueggeberg FA, Agee KA, Carrilho M, Donnelly A, Garcia-Godoy F.** Da colagem a seco à colagem húmida com água e à colagem húmida com etanol. Uma revisão das interacções entre a matriz dentinária e as resinas solvatadas utilizando um macromodelo da camada híbrida. Am J Dent. 2007; 20:720.

- **Paul SJ, Scharer P.** Factores na ligação da dentina. Parte II: uma revisão da morfologia e fisiologia da dentina humana. J Esthet Dent. 1993a; 5:51-54.

- **Paul SJ, Scharer P**. Pressão intrapulpar e ciclo térmico: efeito na resistência ao cisalhamento de onze agentes de ligação modernos à dentina. J Esthet Dent. 1993b; 5:179-185.

- **Paul SJ, Scharer P.** A técnica de ligação dupla: Um método modificado para melhorar os procedimentos de cimentação adesiva. Int J Periodontics Restorative Dent 1997a; 17:536-45.

- **Paul SJ, Schaerer P.** Efeito dos cimentos provisórios na resistência de ligação de vários sistemas de ligação adesiva à dentina. J Oral Rehabil. 1997b; 24:8-14.

- **Perugia C, Ferraro E, Docimo R.** Selamento imediato da dentina em restaurações indirectas de fracturas dentárias em odontopediatria. Eur J Paediatr Dent 2013; 14:146-9.

- **Peter Emst C, Holzmeier M, et al.** Resistência de união pura in vitro de adesivos autocondicionantes em comparação com adesivos de terceira e quinta geração. J Adhes Dent 2004; 6:99-293.

- **Pini NP, Aguiar FB, Lima DL, Lovadino JR, Terada RS, Pascotto RC.** Avanços em facetas dentárias: Materiais, aplicações e técnicas. Odontologia Clínica, Cosmética e Investigativa 2012; 4; 9-16.

- **Peumans B, Van Meerbeek B, Lambrechts P, Vanherle G**. Facetas de porcelana: uma revisão da literatura. J Dent. 2000; 28:163-177.

- **Pilathadka S, Vahalova D.** Sistemas contemporâneos de cerâmica pura, parte 2. Ata Medica. 2007; 50(2):105-107.

- **Pincus CL.** Construindo a personalidade da boca. J Calif Dent Assoc 1938; 14(4):125-9.

- **Pollington S, Fabianelli A, Noort RV.** Resistência à microtração do cimento resinoso a uma nova cerâmica de vidro fluorcanasite após diferentes tratamentos de superfície. Dent Mater 2010; 26: 864-872.

- **Prasanth V, Harshakumar K, Lylajam S, Chandrasekharan Nair KI, Sreelal T.** Relação entre a carga de fratura e a preparação dentária de facetas cerâmicas um estudo in vitro. Ciências da Saúde 2013; 2(3):1-11.

Q

- **Quinn F, McConnell RJ**. Laminados de porcelana: Uma revisão. Br Dent J 1986; 161(2):61-65.

R

- **Radovic I, Monticelli F, Goracc C, Vulicevic ZR, Ferrari M.** Cimentos de resina auto-adesivos: uma revisão da literatura. J Adhes Dent. 2008; 10:251-258.

- **Radz GM.** Restaurações de porcelana anteriores de espessura mínima. Dent Clin North Am. 2011; 55(2):353-370.

- **Reis A, Rocha de Oliveira Carrilho M, Schroeder M, et al.** A influência do tempo de armazenamento e da velocidade de corte na resistência de união por microtração. J Adhes Dent. 2004; 6:7-11.

- **Reis A, Pellizzaro A, Dal-Bianco K, Gones OM, PatzlaffR, Loguercio AD.** Impacto da aplicação de adesivo em dentina húmida e seca na resistência de união resina-dentina a longo prazo. OperDent. 2007; 32:380-7.

- **Reiss B, Walther W**. Resultados clínicos a longo prazo e análise Kaplan-Meier a 10 anos de restaurações CEREC. Int J Comput Dent 2000; 3(l):9-23.

- **Rezvani M.B., Basir M.B.,Mollavedi F., Moradi Z., Sobout A.** Comparação do Efeito de Restaurações Directas e Indirectas de Resina Composta na Resistência à Fratura de Pré-Molares Maxilares: Um estudo in vitro. J. Dent school 2012; 29(5):299-35.

- **Roberts GJ.** Facetas laminadas acrílicas Mastique. Avaliação clínica ao longo de dois anos. BrDentJ. 1983; 155(3):85-8.

- **Rocca GT, Bonnafous F, Rizcalla N, Krejci I.** Uma técnica para melhorar os aspectos estéticos das restaurações de resina composta CAD/CAM. J Prosthet Dent 2010; 104(4):273-275.

- **Rouse JS.** Faceta completa versus preparação de faceta tradicional: uma discussão sobre a extensão interproximal. J Prosthet Dent. 1997; 78(6):545-549.

- **Rueggeberg FA, Margeson DH.** O efeito da inibição de oxigénio num sistema de compósito não preenchido/preenchido. J Dent Res. 1990; 69:1652-1658.

S

- **Sakaguchi RL, Powers JM.** Materiais dentários de restauração de Craig, décima terceira edição, capítulo quatro: Fundamental da ciência dos materiais. EUA: Mosby, Inc.\ ElsevierInc, 2012:33-83

- **Schmitter M, Seydler B.** Facetas de cerâmica de dissilicato de lítio minimamente invasivas fabricadas com CAD/CAM do lado da cadeira: Um relatório clínico. J Prosthet Dent 2012; 107:71-74.

- **Scopin de Andrade O, Borges G, Stefani A, Fujiy F, Battistella P**. Reabilitação estética ultraconservadora passo a passo utilizando cerâmica de dissilicato de lítio. Quintessence Dental Technol 2010; 33: 114-131.

- **Scopin de Andrade O, Adolfi D.** Facetas de dissilicato de lítio: Um relato de caso sem preparo dentário. Spectrum dialogue 2011; 10 (9):18- 35.
- **Seymour KG, Cherukara GP, Samarawickrama DY.** Tensões nas facetas de porcelana e no aluimento de compósito utilizando diferentes desenhos de preparação. J Prosthodont 2001;10:16-21
- **Sezinando A.** À procura do adesivo ideal - uma revisão. J. rpemd. 2014; 55(4):194-206.
- **Shimada Y, Wamoto N, Kawashima M, Burrow MF, Tagami J.** Resistência ao cisalhamento dos actuais sistemas adesivos ao esmalte dentinário e à região DEJ. Oper dent. 2003; 88(5):90-585.
- **Shinkai K, Suzuki S, Katoh Y.** Efeito do tamanho da carga na resistência ao desgaste do cimento resinoso. Odontologia 2001; 41:44-89.
- **Schmitter M, Seydler B**. Dissilicato de lítio minimamente invasivo

Facetas cerâmicas fabricadas com CAD/CAM em cadeira: Um relatório clínico. *J Prosthet Dent* 2012; 107:71-74.
- **Simon JF, de Rijk WG.** Cimentos dentários. Inside Dentistry. 2006; 2: 42-47.
- **Simonsen RJ, Calamia JR.** Resistência à tração da porcelana condicionada. J Dent Res 1983
- **Sorensen J.A., Kang S.K., Avera S.P.** Porcelana-compósito interface microleakage com vários tratamentos de superfície de porcelana, Dent. Mater. 1991; 7:118-123.
- **Sorrentino R, Monticelli F, Goracci C, Zarone F, Tay F.R' Garcia-Godoy F, Ferrari M.** Efeito das restaurações de compósito pós-retenção na resistência à fratura de dentes tratados endodonticamente relacionada com a quantidade de

estrutura residual coronal. Am J Dent 2007; 20(4):269-74.

- **Sphor A.M, Borges G.A, Platt J.A.** Espessura dos materiais IDS e seu efeito na carga de fratura de uma coroa de cerâmica pura reforçada. Eup J Dnt 2013; 7(4):474- 483.
- **Stangel I, Ellis TH, Sacher E.** Adesão à estrutura dentária mediada por sistemas de ligação contemporâneos. Dent Clin North Am. 2007; 51(3):677-94
- **Stanislawczuk R, Reis A, Loguercio AD.** Avaliação in vitro de 2 anos de um ácido contendo clorexidina na durabilidade de interfaces resina-dentina. J Dent. 2011; 39:40-7.
- **Stappert CF, O zden U, Att W, et al**. Precisão marginal de facetas de cerâmica prensada influenciada pela conceção da preparação e pela fadiga. Am J Dent. 2007; 20(6):380-384.
- **Stappert CF, Dennis P,Jocelyn H, Stephen J.** Áreas de contacto proximal da dentição anterior maxilar.J periodontics & restorative dent. 2010, 30(5); 470477.
- **Strassler HE.** Facetas de porcelana minimamente invasivas: indicações para uma modalidade de tratamento dentário estético conservador. Gen Dent. 2007; 55(7):686- 696.
- **Sugizaki J.** Os efeitos de vários primários na adesão à dentina de compósitos de resina. Jpn T Conserv Dent. 1991; 34:228-265.
- **Sultana S, Nikaido T, Matin K, Ogata M, Foxton RM, Tagami J.** Efeito do revestimento de resina na adesão à dentina de cimento resinoso em cavidades de Classe II. Dent Mater J 2007; 26:506-13.
- **Surbhi K, Mridula G, Anoop K.** Agentes de ligação à dentina I: classificação completa - uma revisão. World J ofDentis 2011, 2(4); 367-370.
- **Swift EJ.** Adesivos de dentina/esmalte: revisão da literatura. J ped dent 2002; 24(5):456-461.
- **Swift EJ Jr, Friedman MJ.** Avaliação crítica. Resultados das facetas de

porcelana, parte I. J Esthet Restor Dent 2006;18(1):54-7

T

- **Tay FR, Gwinnett AJ, Pang KM, Wei SH.** Variabilidade na microinfiltração observada numa técnica de colagem húmida total-etch sob diferentes condições de manuseamento. JDent Res. 1995; 74:1168-1178.
- **Tay FR, Gwinnett AJ, Wei SHY**. Espectro micromorfológico da secagem excessiva à humidificação excessiva da dentina condicionada com ácido em primários/adesivos de frasco único, sem água, à base de acetona. DentMater. 1996; 12:236-244.
- **Tay FR, Pashley DH, Kapur RR, Carrilho MR, Hur YB, Garrett LV, Tay KC.** Ligação de BisGMA à dentina - uma prova de conceito para a ligação de dentina hidrofóbica. J Dent Res. 2007; 86:1034-9.
- **Ten Cate AR.** Histologia oral: desenvolvimento, estrutura e função. 7ª ed., St. St. Louis, MO: Mosby; 2008. pp. 141-190.
- **Terata R.** Caracterização das superfícies de esmalte e dentina após remoção de cimento provisório - Estudo sobre a remoção de cimento provisório. Dent Mater J 1993; 12:18-28.
- **Terry DA, Leinfelder K.** Preservação, conservação e restauração da estrutura dentária posterior com biomateriais avançados. Conte Esthet Restor Pract 2004; 46-61.
- **Tezvergil-Mutluay A, Mutluay MM, Gu LS, Zhang K, Agee KA, Carvalho RM, Manso A, Carrilho M, Tay FR, Breschi L, Suh BI, Pashley DH.** A atividade anti-MMP do cloreto de benzalcónio. J Dent. 2011; 39:57-64.
- **Tinschert, J., Natt, G., Mautsch, W., Augthum, M. e Spiekermann, H.** Resistência à fratura de próteses parciais fixas de três unidades à base de dissilicato de lítio, alumina e zircónia: Um estudo laboratorial. The International Journal of Prosthodonticsn 2001; 14:231-238.
- **Tjan A.H.L, Dunn J.R, Sanderson I.R.** Microleakage patterns of porcelain and castable ceramic laminate veneers, J. Prosthet. Dent. 1989; 61:276-282

- **Troedson M, Derand T**. Efeito da conceção da margem, cimento Polimerização, ângulo de carga e tensão em facetas de porcelana. *J Prosthet Dent* 1999; 82:518-524.

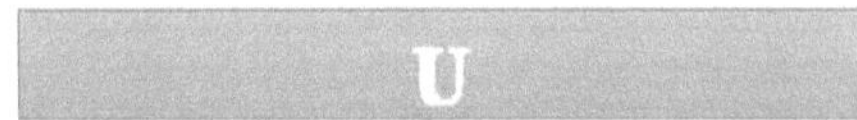

- **Udo T, Nikaido T, Ikeda M, et al.** Melhoria da adesão entre materiais de revestimento de resina e cimentos de resina. Dent Mat. 2007; 26(4):519-525.

- **UeKusa S, Yamaguchi K, Miyazaki M, et al.** Eficiência de ligação do sistema self-etch de passo único a dentes decíduos e permanentes. Dentin operative dentistry 2006; 31-5: 569-76.

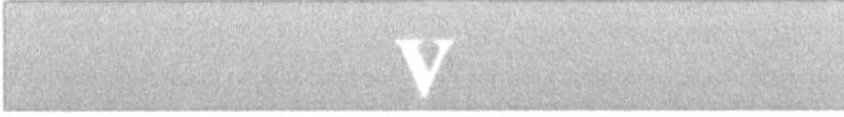

- **Van der Geld P, Paul Oosterveld e Annie Marie Kujjpers-Jagtman.** Age-related changes of the dental aesthetic zone at rest and during spontaneous smiling and speech European Journal of Orthodontics. 2008, 30; 366-373.

- **Van Meerbeek B, De Munck J, Yoshida Y, et al.** Palestra memorial Buonocore. Adesão ao esmalte e à dentina: estado atual e desafios futuros. Oper Dent. 2003; 28:215-235.

- **Van Meerbeek B, Yoshihara K, Yoshida Y, Mine A, De Munck J, Van Landuyt KL.** Estado da arte dos adesivos auto-condicionantes. Dent Mater. 2011; 27:1728.

- **Versluis A, Tantbirojn D, Lee MS, Tu LS' Delong R**. Pode a expansão higroscópica compensar a contração da polimerização? Parte I. Deformação de dentes restaurados. Dent Mater 2011; 27(2):126-33.

- **Vita suprinity**. O conceito. Catálogo; 2013

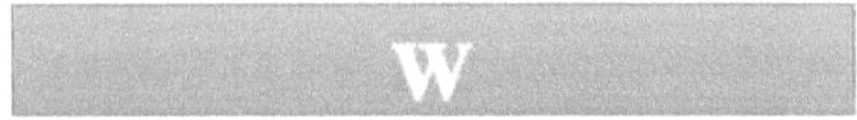

- **Watanabe EK, Yamashita A, Imai M, Yatani H, Suzuki K.** Restos de cimento temporário como fator de inibição da adesão na interface entre cimentos de resina e dentina bovina. Int J Prosthodont 1997;10:440-52

- **Webster M**. Merriam-Webster's Collegiate Dictionary, 11th Edition. 2008. Merriam-Webster.

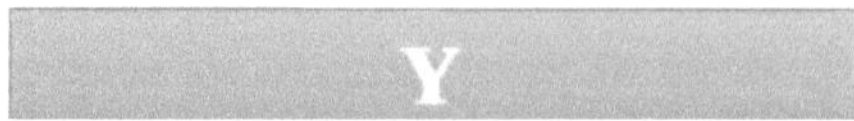

- **Yahyazadehfar M., Bajaj D., Arola D. D**. Contribuições ocultas das hastes de esmalte na resistência à fratura dos dentes humanos. Ata Biomaterialia 2013;9:4806- 4814

- **Yu-sung Ch, Li-ho Ch.** Um efeito do selamento imediato da dentina na resistência ao cisalhamento do cimento de resina à restauração de porcelana. J. Adv Prosthodont 2010; 2:3945.

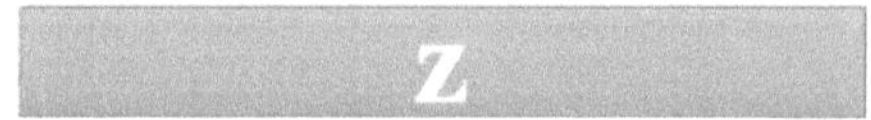

- **Zaimoglu A, Can G. Sabit Protezler.** Ankara: Ankara Universitesi Di§ Hekimligi Fakultesn 2004.p.239-267

Apêndices

Valores da carga de rotura de todos os grupos:

Table 1: The failure load of each sample of control group												
Sample no.	1	2	3	4	5	6	7	8	9	10	11	12
F (N)	**653**	**501**	**482**	**554**	**683**	**628**	**536**	**534**	**476**	**350**	**540**	**641**

Table 2: The failure load of each sample of group A												
Sample no.	1	2	3	4	5	6	7	8	9	10	11	12
F (N)	**412**	**323**	**480**	**270**	**490**	**496**	**402**	**296**	**314**	**322**	**478**	**438**

Table 3: The failure load of each sample of group B												
Sample no.	1	2	3	4	5	6	7	8	9	10	11	12
F(N)	**351**	**336**	**184**	**130**	**278**	**140**	**353**	**240**	**111**	**343**	**190**	**198**

Table 4: The failure load of each sample of group C												
Sample no.	1	2	3	4	5	6	7	8	9	10	11	12
F (N)	**256**	**380**	**318**	**388**	**446**	**392**	**314**	**208**	**390**	**294**	**194**	**236**

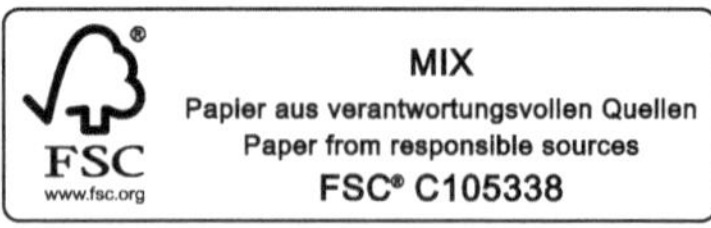

Printed by Books on Demand GmbH, Norderstedt / Germany